Guy Monjo

MEDECINE CHINOISE

COMPRENDRE SES DOULEURS

Editions RECTO VERSEAU

Contact :

SHEN
Ecole de Médecine Traditionnelle Chinoise
52, Rue de Moscou
75008 PARIS

site : www.shen.fr

Photographie de couverture : Claudie AUFORT

Editions Recto-Verseau
Case postale 12 - 1680 ROMONT (Suisse)

ISBN 2-88343-213-9

Achevé d'imprimer en France par Présence Graphique
2, rue de la Pinsonnière - 37260 Monts
N° d'imprimeur : 090933031

Dépôt légal : septembre 2009

SOMMAIRE

Dédicace

Pour ce que la Médecine Traditionnelle Chinoise (MTC), basée essentiellement sur l'observation, m'a apporté de la compréhension du monde et à tous ceux qui se trouvent sur cette voie.
Je remercie également les représentants de l'Université de MTC de Beijing (Pékin) avec laquelle l'Ecole SHEN travaille depuis de nombreuses années.

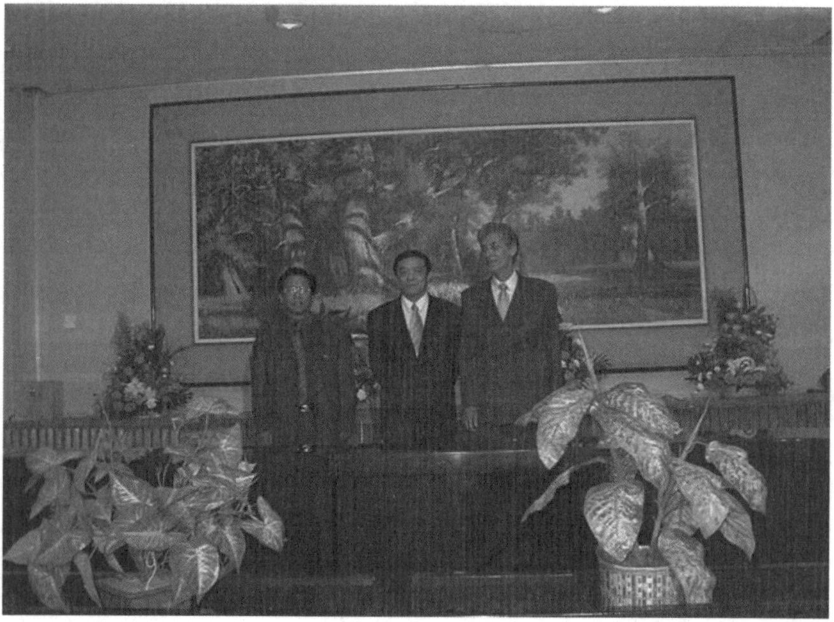

UMTC de Beijing

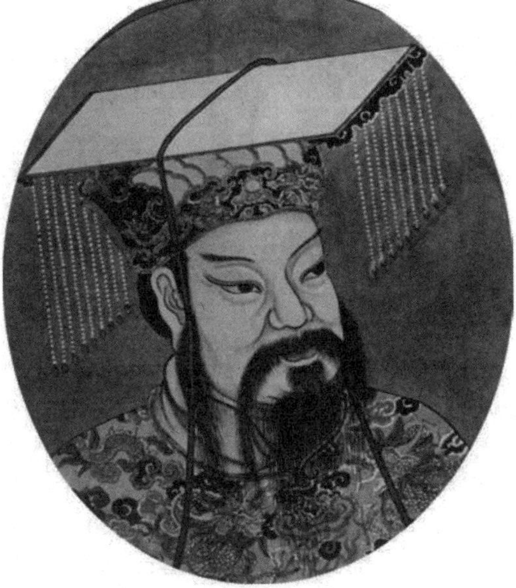

HUANG TI

HUANG TI « l'Empereur Jaune », on lui attribua l'invention du tissage, des étoffes, de l'écriture, de l'attelage du bœuf et du cheval, de la navigation fluviale, de la sériciculture, du cadastre. Il fit construire des maisons, des palais, des temples et fondre des monnaies. Avec ses conseillers dont faisait parti **QI PO** fut écrit le célèbre livre le « **Nei King** ».

INTRODUCTION

Cet ouvrage a pour objectif d'expliquer comment nous fonctionnons, les influences que peuvent avoir les évènements de notre vie de tous les jours sur le corps et, de fait, sur notre fonctionnement organique.

Les explications qui vont suivre sont essentiellement basées sur l'observation, tout comme l'est la Médecine Traditionnelle Chinoise.

Comprendre le corps, c'est également l'appréhender sur les plans physique et psychique. En MTC, il y a un élément important qu'il ne faudra jamais oublier : l'Homme ne fait qu'UN.

Il est dit : « l'Homme est la perfection autour de laquelle tout gravite ». Cela veut dire que nous avons TOUT en nous, aussi bien les éléments qui sont représentés dans l'univers que ceux qui sont sur la Terre.

Afin de mieux comprendre l'interprétation du corps, nous étudierons tout d'abord les lois des Cinq Eléments (5 QI = 5 souffles), puis le YIN et le YANG à différents niveaux du corps avec les particularités de chacun et enfin, l'interprétation des douleurs et des contractures.

L'Homme est l'apparition physique de la manifestation du cosmos et de son énergie : il n'est ni Ciel, ni Terre mais « l'Entre-Deux ». Ces deux énergies, dont l'une est plus manifeste que l'autre, font partie des trois plans que l'on retrouve symboliquement dans le « TAO ». L'Homme, représenté par la « voie », est l'équilibre entre le Ciel et la Terre, recevant l'énergie de ces 2 entités.

La Médecine Traditionnelle Chinoise (MTC) est une science médicale basée sur les expériences vécues par les Chinois depuis des milliers d'années, utilisant des remèdes permettant de lutter contre les maladies.
Petit à petit, c'est grâce à ces pratiques médicales qu'a pu être développée la théorie de la MTC. Cette dernière a joué un rôle important sur l'équilibre et la santé du peuple chinois et tient, aujourd'hui encore, une place prépondérante dans l'histoire nationale chinoise.

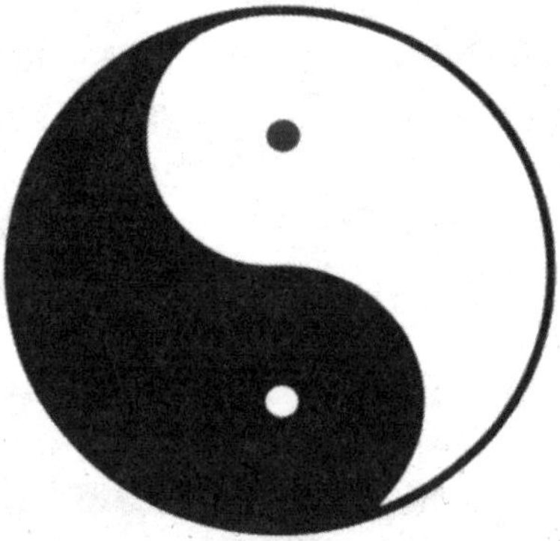

Figure 1

HISTORIQUE

LA MTC est une science qui englobe la physiologie et la pathologie, permettant ainsi de différencier les maladies (« attaques internes ou externes »). Sous l'influence de la philosophie chinoise antique, les théories du YIN et du YANG et celle des 5 Eléments, ont été développées dans un système médical théorique (la MTC), caractérisé par les fonctions physiologiques et pathologiques des viscères et des méridiens. Le diagnostic et les particularités thérapeutiques sont basés sur les différents aspects des troubles observés et sur l'interaction de ces éléments entre eux.

La théorie de la MTC s'est développée et généralisée principalement grâce à la pratique et à l'observation. Ainsi, il y a 4000 ans, dans la Chine Antique, a été créée la médecine primitive. Les maladies étaient traitées avec des éléments naturels. La découverte de l'alimentation (diététique) a permis de soulager (délivrer), et même d'éliminer, certains maux.
En effet, avec le cuir (en massage ou en décoction) et certains types d'écorces (plantes), les Chinois se sont aperçus qu'ils pouvaient soulager certaines pathologies. Progressivement, ils ont donc développé une véritable pharmacopée.
De la même façon, ils ont constaté que, lorsqu'une partie du corps est blessée (lésée), il s'établit un désordre en un autre lieu de ce même corps. Ils ont alors mis au point des méthodes de soins utilisant comme outils des pierres ou des aiguilles en os et ont ainsi permis le soulagement, voire même la délivrance, de certaines maladies.
C'est par ces expériences qu'est née la théorie de l'acupuncture. Son développement entraîna, par la suite, l'instauration de la théorie des méridiens.

Il y a deux mille ans paru le premier livre connu en MTC « Huangdi Nei Jing » (« Classique d'Huangdi de Médecine Interne »), composé de deux parties : « Su Wen » (Questions Plates) et « Ling Shu » (« Traitements Miraculeux »). Ce livre récapitule les expériences thérapeutiques et les théories médicales de cette période. En associant différentes sciences naturelles de cette époque, il examine, sous tous leurs aspects, la physiologie et la pathologie du corps avec diagnostic, prévention et traitements des maladies. C'est ce qui servit de bases (fondations) à la théorie de la MTC.

Un autre texte connu, « Nan Jing » («Classique de Problèmes Médicaux ») fut édité sous la **dynastie Han** par Qin Yueren. Il remplit le vide laissé par les écrits précédents et corrige certaines erreurs de « Huangdi Nei Jing ».
« Shennong Bencao Jing » (« Classique d'Herbes ») est, quant à lui, un recueil pharmaceutique. Il récapitule la connaissance pharmaceutique connue sous la dynastie Han, répertoriant 365 sortes d'herbes et utilisant des théories basées sur les 7 passions, les 5 saisons et les 5 saveurs.
Un célèbre expert médical, Zhang Ji, praticien sous la dynastie Han, compléta ce livre par « Shanghan Zabing » (« Traité sur les maladies exogènes et fébriles »).

Mais c'est le docteur Huang Fu Mi, de la **dynastie Jin**, qui fut le premier à écrire un livre sur l'acupuncture et la moxibustion, « Zhenjiu Jiayi Jing » (« Classique d'Acupuncture et de Moxibustion »). Il y inclut l'étude des viscères, des méridiens, les pathologies, les diagnostics, les points et techniques d'acupuncture accompagnés de leurs contre-indications. Ce livre joua un très grand rôle dans le développement de cette pratique médicale par les aiguilles et moxas.

Cao Yuan Fang, de la **dynastie Sui**, est l'auteur de « Zhu Bing Yuan Hou Lun » (« Traité sur les Pathologies et la Symptomatologie des Maladies »). Ce livre décrit plus de 1700 syndromes, tant en médecine interne qu'en chirurgie, gynécologie, pédiatrie et oto-rhino-laryngologie. Il fut le premier ouvrage de symptomatologie et de pathologie en Chine.
Le gouvernement Yang organisa alors un groupe de 20 docteurs en MTC, dirigés par Jing Su, pour réviser et rééditer le livre « Ben Cao » (« Des Herbes Médicales »). Une nouvelle édition apparut donc, intitulée « Saveur Xinxiu Bencao ». Elle constitue le premier texte antique sur la pharmacopée, en Chine et dans le monde.

Le docteur Sun Simiao, de la **dynastie Tang**, a consacré sa vie et son expérience clinique pour rédiger « Beiji Qianjin Yaofang » (« Prescriptions Valant Mille Pièces d'Or ») et « Qianjin Yifang » (« Supplément aux Prescriptions Valant Mille Pièces d'Or »).
On a pu répertorier 7871 prescriptions concernant divers départements cliniques comme acupuncture et moxibustion, diététique et prévention des maladies.

La **dynastie Song** a attaché une grande importance à l'éducation de la MTC. Elle fonda un Bureau Impérial d'Affaires Médicales, devenu la plus grande organisation de formation de praticiens en MTC. Son rôle fut, notamment de réviser les livres médicaux. Ainsi, tous les manuels importants de médecine ont été recherchés, rassemblés puis réexaminés. Il fallut dix ans pour en imprimer la totalité.

Sous les **dynasties Jin et Yuan**, une grande considération a également été accordée aux praticiens de MTC, dont les plus célèbres sont connus sous le nom des « Quatre Grands

Médecins ». L'un d'eux, Liu Wansu, est l'auteur de la doctrine de « Chaleur de Feu » qui défend les six facteurs climatiques dans le Feu ainsi que les émotions qui produisent ce Feu. Ainsi, a-t-il préconisé des traitements à base d'herbes de nature fraîche ou froide. Il fut reconnu comme un membre de l'école de la Médecine Froide. Sa recherche et ses expériences ont également influencé le développement de l'école des Maladies de Chaleur (maladies épidémiques fébriles).

Zhang Congzheng, lui, compris qu'une maladie est dûe à l'invasion du corps par un mal et que les principes de traitement-clef devaient inclure la sudorification, la vomification et la purgation, pour chasser et remédier au mal. Il fut considéré comme membre de l'école de la Purgation.

Li Gao avança la doctrine des dégâts internes de la Rate et de l'Estomac qui conduisent à des centaines de maladies, déduisant ainsi que le traitement doit principalement se concentrer sur le renforcement de ces deux organes. Il fut considéré comme un membre de l'école de « renforcer l'Elément Terre ».

Zhu Zhenheng, exposa la doctrine du « Feu Ministériel », avançant l'hypothèse que le Yang ne doit jamais être en plénitude, tandis que le Yin ne doit jamais être en vide. Il prescrivait souvent l'utilisation d'herbes et de remèdes pour nourrir le Yin et fut considéré comme membre de l'école « Nourrir le Yin ».

Li Shizhen, célèbre docteur en MTC, est allé dans les montagnes pour cueillir et rassembler des herbes médicales, examinant leur croissance et leur morphologie. Il a également disséqué et effectué des études sur les animaux et s'est penché sur les minéraux pouvant être utilisés à des fins médicales. Il mit ainsi au point 800 remèdes et passa 27 années à achever « Bencao Gangmu » (« Abrégé de Matière Médicale »), un recueil de 1892 sortes d'herbes et plus de 10 000 prescriptions. Il contribua au développement de la médecine et de la pharmacie par les herbes, en Chine et dans le monde entier.

La doctrine des « Maladies de Chaleur » est un résumé des expériences de docteurs en MTC. Wu Youke, de la **dynastie Ming**, dans son livre « Wenyi Lun » (« Traité sur La Peste »), a avancé la théorie que les maladies pathogènes ne sont dues ni au vent, ni au froid, ni à la chaleur, ni à l'humidité, mais à un déséquilibre du QI entre le Ciel et la Terre et que les infections entrent par les voies aériennes, digestives mais jamais par la peau.

Sous la **dynastie Qing**, les praticiens en MTC avaient acquis déjà une certaine expérience dans le traitement des « Maladies de Chaleur », ce qui leur permit de les étudier et de les analyser comme une attaque du QI du sang et comme une dysharmonie. Les ouvrages relatifs à cette école de pensée, sont : « Wenrelun » (« Traité sur Les Maladies de Chaleur ») , par Ye Gui, « Conte Tiaobian » (« Traité sur la Différenciation et le Traitement de Maladies Chaleur-Humidité ») , par Xue Xue, « Wenbing Tiaobian » (« Traité sur la Différenciation et le Traitement de Maladies Chaudes »), par Wu Tang et « Wenre Jingwei » (« Plan des Maladies Chaleur Chaude »), par Wang Shixiong.
Le docteur Wang Qingren, de la dynastie Qing, a prêté plus d'attention à l'anatomie, donnant ainsi naissance à l'ouvrage « Yilin Gaicuo » (« Correction des Erreurs de Travaux Médicaux »), dans lequel il corrige certaines idées fausses sur le sujet et développe une doctrine de stagnation du sang comme facteur pathogène. Cette observation contribua, de façon importante, au développement de la MTC de base.

Après la fondation de la Nouvelle Chine, la MTC se dirige vers une nouvelle étape : des travaux médicaux ont été effectués, des textes historiques liés à la médecine ont fait l'objet de recherches. Quant aux théories de base de la MTC, elles ont fait l'objet d'études grâce à des moyens plus modernes et plus scientifiques. Ainsi, c'est par la compréhension essentielle des méridiens et des viscères qu'ont pu progresser les recherches sur un traitement commun des maladies.

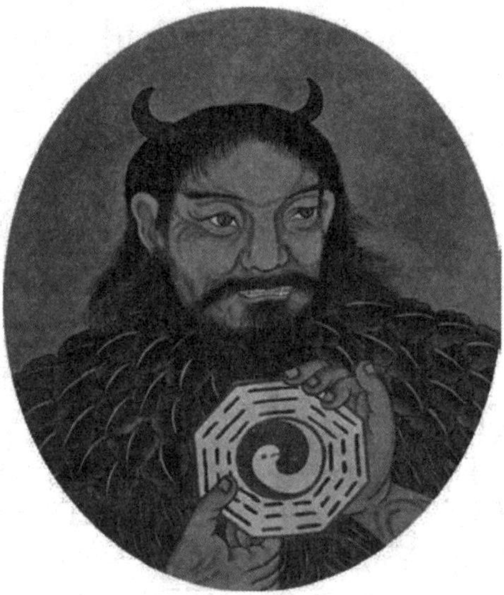

FU XI

FU XI rédigea le YI KING, dans lequel il décrit pour la première fois, le Yin et le Yang ainsi que, les huit trigrammes et leurs variations qui permettent de classer tous les éléments du Cosmos, mais également de se mettre en rapport avec les forces primordiales de la Nature.

BASES DE LA MEDECINE TRADITIONNELLE CHINOISE

L'UNITE

« Intégrité » signifie « Unité ». En MTC, l'attention est portée sur l'unité du corps et sur la relation réciproque entre le corps et la nature (univers). Le corps humain est comme un Tout. Toutes les parties le composant sont inter-coopératives, interactives et inter-influencées. L'organisme est ainsi étroitement lié à l'environnement. Cette idée d'unité entre l'intérieur et les conditions extérieures, d'intégrité du corps, est appelée « Concept du Tout » (ou du Rien).

Le corps humain est composé d'un nombre de viscères, d'organes et de tissus qui ont leurs propres fonctions, toutes en corrélation physiologiquement et inter-influencées pathologiquement.
Chaque fonction, cependant, est un composant de l'activité générale et contribue ainsi à l'unité du corps grâce à une communication établie entre le système des méridiens et les cinq Zang (organes) associés aux six Fu (entrailles).
Mais l'organisme peut présenter des aspects divers, au niveau physiologique comme pathologique, en fonction des organes, des entrailles et de sa constitution.

Exemples :

- Le Cœur est en relation avec l'Intestin Grêle, dirige les vaisseaux sanguins et s'ouvre sur la langue.
- Le Poumon est en relation avec le Gros Intestin, dirige la peau, les poils et les cheveux (en partie) et s'ouvre sur le nez.
- La Rate est en relation avec l'Estomac, dirige la chair, les muscles et les quatre membres et s'ouvre sur la bouche.

- Le Foie est en relation avec la Vésicule Biliaire, dirige les tendons et s'ouvre sur les yeux.
- Le Rein est en relation avec la Vessie, dirige les os et s'ouvre sur les oreilles.

C'est pourquoi les dysfonctionnements des viscères peuvent se refléter à la surface du corps grâce aux méridiens, de la même façon que des désordres de tissus ou d'organes situés à la surface de la peau peuvent impliquer des viscères, reliés entre eux par les méridiens. La relation entre les Zang (organes) et les Fu (entrailles) peut également être influencée par un trouble des méridiens.

Dans le diagnostic et le traitement des maladies, il faudra donc tenir compte :

- de l'insuffisance ou de la plénitude de QI (énergie) du sang
- de la force relative ou de la faiblesse des organes et des entrailles
- du lieu où le mal peut être détecté
- des manifestations externes au niveau des cinq organes des sens
- de la constitution du corps
- du teint
- de la mobilité des membres

Exemples :

- il faudra éliminer un feu interne au niveau de la Vessie ou du Gros Intestin pour traiter une conjonctivite, un problème d'estomac ou un mal de dents causé par des plénitudes.

- le Poumon servira à traiter les froids, toux et expectorations de toxines internes, mais également pour remédier à des maladies de peau et à des plaies.

Le corps humain est donc bien un TOUT indissociable. Ainsi, le praticien doit soigneusement et habilement étudier le rapport qui existe entre la partie lésée et le reste du corps. De cette manière, il pourra correctement reconnaître, diagnostiquer et traiter la maladie.

L'harmonie entre l'Homme et l'Univers est essentielle à la vie. Les modifications saisonnières peuvent avoir, directement ou indirectement, une influence sur le corps et provoquer des réactions physiologiques ou pathologiques.
Tout au long des cycles saisonniers, par exemple, l'organisme subit des modifications physiologiques pour pouvoir d'adapter à tout changement climatique. S'il fait chaud, il suera ; s'il fait froid, il devra se couvrir pour conserver sa chaleur : il deviendra ainsi plus fort et aura plus de liquide (urines).

L'adaptabilité du corps humain est également manifeste lorsqu'on change de situation géographique et donc de conditions de vie : certaines épidémies saisonnières sont directement liées à l'influence des conditions géographiques. Ainsi, des attaques de chaleur apparaissent souvent au printemps ; la dysenterie et la malaria (maladies dites « froides ») peuvent arriver en hiver. Quelques troubles chroniques comme le « blocage bi » ou l'asthme, peuvent s'aggraver lors de changements saisonniers ou de climat. D'autres encore peuvent se modifier en cours de journée, se manifestant par des symptômes bénins le matin pour aboutir à des signes plus alarmants la nuit.

L'Homme peut être considéré sous divers aspects et, notamment, comme une âme habitant un corps physique, un ensemble de réactions chimiques, la résultante de champs de forces ou bien encore, plus simplement, comme une machine autonome composée de sang, de muscles, d'os et d'organes.
La médecine occidentale a progressé grâce à la connaissance de la structure moléculaire des organes et des substances qu'ils produisent. Mais, jamais, la structure physique et les mécanismes fonctionnels des constituants de l'organisme n'avaient fait l'objet d'une observation aussi minutieuse.

Comment, alors, un autre système médical peut-il espérer exister, devant une telle étendue de compétences ?
Quelle utilité pratique peut bien présenter l'étude d'un système anatomique et physiologique qui montre, apparemment, si peu de relations avec ces mêmes connaissances ?

La réponse est complexe et remet en question la conception de l'Homme dans notre culture occidentale moderne où l'on imagine difficilement qu'il puisse être autre chose qu'une machine : certaines pièces sont, certes, peu utiles, facilement démontables et "remontables", mais elles finissent par s'user puis s'arrêter.

Cependant, notre connaissance du monde physique est très en avance par rapport à notre pensée médicale. Aux confins de la physique du corps, où s'estompe la différenciation entre masse et énergie, nous nous trouvons confrontés aux principes fondamentaux de la pensée médicale chinoise, vieille de quatre mille ans.
« Entre les Cieux et la Terre, il n'existe que Lois et Energie » : cette phrase nous explique bien que, des éléments les plus subtils aux éléments les plus grossiers, tout n'est qu'Energie, dirigée par des Lois.

En fait, la Médecine Chinoise distingue deux polarités fondamentales de cette Energie, nommées Yin et Yang, qui sont assimilées aux propriétés négatives et positives d'une même force. D'ailleurs, ces deux théories sont étonnement familières aux physiciens et chimistes modernes.

La Médecine Chinoise met davantage l'accent sur l'Energie que sur les manifestations extérieures. Elle tente d'analyser rationnellement les forces qui gouvernent le comportement et la santé de l'Homme. La maladie est ainsi considérée comme le blocage, ou l'altération, de l'Energie vitale. Les stress émotionnels et les attaques climatiques sont donc considérés comme des causes primordiales par rapport à l'action d'agents pathogènes, tels que les virus ou les bactéries.

Dans un tel système, la structure physique est plutôt négligée au profit d'une description fonctionnelle (quelquefois en termes métaphysiques) de l'être humain, considéré dans sa globalité. Puisque les structures physiques et les échanges énergétiques, liés aux fonctions vitales, ont pour origine l'Energie, le sage qui spéculait sur ces idées trouvait futile de disséquer les phénomènes observés et de s'y empêtrer.
Il y a deux mille ans déjà furent décrits, en détails, les processus physiologiques essentiels de la digestion, de la filtration du sang, de l'oxygénation et des effets psychotraumatiques en même temps que leurs causes et leurs effets, alors qu'ils n'ont été découverts, par la recherche occidentale, que récemment.

En fait, tout étudiant sérieux qui examine les deux systèmes, devrait découvrir rapidement que certaines différences (notamment en physiologie) ne reposent, finalement, que sur des problèmes d'ordre sémantique. Dans de nombreux domaines il n'y a pas de réel désaccord. Toutefois, la médecine occidentale moderne, en constante évolution, est incapable d'expliquer, tout en la justifiant, la Médecine Chinoise classique. Cela s'applique, en particulier, aux relations entre l'Homme et son environnement ainsi qu'aux effets des facteurs géographiques sur la physiologie et la pathologie humaine.

Le lien étroit qui unit la pratique médicale occidentale à la philosophie chinoise rend virtuellement impossible la séparation des deux disciplines dans une situation clinique. Le diagnostic est fondé sur la compréhension des lois qui gouvernent tant le psychisme de l'Homme que le fonctionnement de son corps et de son environnement.

Les organes humains sont considérés comme des manifestations physiques de ces mêmes Energies qui produisent des phénomènes naturels comme le Feu, la Terre, le Métal, l'Eau et le Bois. L'homéostasie interne est l'équivalent de l'équilibre entre les saisons et la succession de climats.
Le diagnostic, en Médecine Chinoise, a pour objet d'évaluer l'état des Energies dans l'organisme et de définir un climat interne.

Les méthodes thérapeutiques sont :

- La pharmacopée (interventions internes)
- Les exercices internes (Tai QI Chuan, QI Kong, par exemples)
- Les interventions psychologiques
- Les interventions physiques externes (acupuncture, massages, manipulations, moxibustion, etc…)

Toutes ces méthodes ont le même objectif : rééquilibrer les Energies internes par rapport à l'externe. Il s'agira donc d'établir un diagnostic selon une démarche unique, en fonction des moyens thérapeutiques retenus ci-dessus. La prescription de remèdes dépendra de cette approche.

C'est la raison pour laquelle l'étude de la Philosophie Médicale Chinoise constitue bien plus qu'un exercice de spéculation abstrait. Cette philosophie est la porte qui permet d'accéder à l'expression d'un diagnostic et à la compréhension des différentes thérapies.

La Médecine Chinoise est surprenante à plus d'un titre. Elle peut, dans ses considérations théoriques comme dans ses applications pratiques, franchir des ponts qui nous font passer du cœur de la Chine ancestrale à nos temps modernes.
Son étude a pour but la mise au point de techniques pratiques établies à partir de connaissances théoriques mais aussi d'un nombre suffisant de références permettant de voir le point commun entre les unes et les autres.

Connaître la Médecine Chinoise, c'est d'abord se familiariser avec les concepts qui lui servent de fondement. Parmi eux, citons les relations entre l'Homme et son environnement, dont l'étude a pour but l'établissement du diagnostic et d'un traitement adapté.

Dans la pensée médicale chinoise, la vie est constituée d'un ensemble de phénomènes interdépendants qui ne sauraient être examinés séparément.

L'anatomie et la physiologie traditionnelles ne se limitent pas à une description des organes internes, ni à un inventaire détaillé de leurs fonctions. Elles étudient les voies de transmission par lesquelles les organes communiquent entre eux et avec l'extérieur. Ces voies, appelées méridiens (au nombre de 12

pour les principaux), permettent de comprendre comment une affection peut circuler d'une partie du corps à une autre.
Elles contribuent également à traiter un organe, en intervenant sur un autre.

L'objectif de toute la théorie fondamentale médicale chinoise est l'étude des relations entre organes internes et univers externe d'une part, mais aussi des organes internes eux-mêmes.

Les méridiens sont les voies permettant la distribution des Energies à toutes les parties du corps, cette circulation étant à la fois superficielle (au niveau de la peau) et profonde (au niveau des organes).

Leur représentation remonte à des temps très anciens, mais elle n'a pas d'équivalent anatomique moderne comme on peut représenter le système nerveux, les réseaux vasculaire, lymphatique ou sanguin. Leur existence a toutefois été confirmée par des recherches récentes, montrant que les trajets superficiels des méridiens couvrent des zones de moindre résistance électrique au niveau de la peau.

On sait que les Energies cosmiques externes communiquent avec l'intérieur de l'Homme grâce aux méridiens et que la maladie et son évolution sont dues à un déséquilibre ou à une désorganisation de l'Energie dans les méridiens, dans les organes ou dans les deux à la fois.

Les cinq viscères et les six entrailles ont ainsi leur propre méridien, suivant un trajet bien précis, et possédent leurs propres points d'acupuncture.

Toutes les sciences se fondent sur des principes théoriques, chargés de relier, entre eux et de façon cohérente, les phénomènes observés.

Dans la Médecine Chinoise, les deux théories fondamentales sont les interactions Yin-Yang et le cycle des Cinq Eléments. Ces deux théories expliquent l'interaction qui existe entre la physiologie, la pathologie et la psychologie.
Elles ont des applications si importantes en pratique clinique qu'il est indispensable de les avoir complètement assimilées avant d'étudier d'autres éléments de la médecine comme la physiologie, la symptomatologie, la pathologie et les procédures de diagnostic.

C'est sur l'ensemble des connaissances ainsi transmises et acquises qu'ont été fondées les techniques thérapeutiques de la Médecine Chinoise, telles que la pharmacopée, la physiothérapie, la psychothérapie, le massage, l'acupuncture et la moxibustion.

La moxibustion (thérapie par les moxas) est une technique douce, qui a une action sur des points d'acupuncture. Elle consiste à chauffer ces points au niveau de la peau avec des bâtons d'armoise (moxas). Elle est très efficace dans le traitement des maladies nécessitant une Tonification.
Cette technique de ''chauffe'' sert également à relâcher les tensions musculaires, avant ou pendant un massage ou une insertion d'aiguilles.

En MTC, L'Homme est représenté de la manière suivante :

- Le Ciel : partie supérieure
- Le Centre : l'Homme, équilibre entre Ciel et Terre
- La Terre : sur laquelle nous marchons, qui nous soutient physiquement, comme fondation, fondement et nourriture.

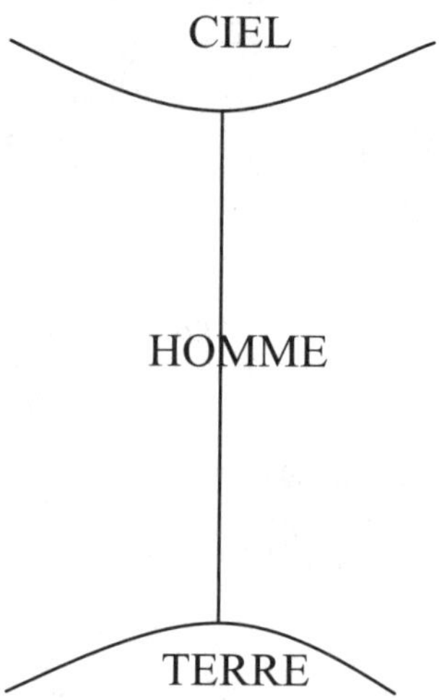

Figure. 2

L'Homme dispose de ces éléments qui lui sont fournis, offerts, et il est là pour remplir un rôle. En métaphysique, l'impersonnalité met en évidence une démarche globale, une disparition de l'égo, une absence d'âme pure, une intégration de la vie humaine dans cet ensemble.

On peut comprendra mieux ainsi les lois, les livres de rites et les règlements qui dirigent et mettent chaque personne à ''sa'' place, en réglant les actes de sa vie. Dans ces conditions, la

liberté, ou marge de manœuvre de chaque personne, se trouve délimitée par deux extrémités relatives : celle du Yin et celle du Yang, indissociables et distinctes.
Là, intervient la notion de QI (TCHI), qui signifie « souffle », Energie, base de la Médecine Traditionnelle Chinoise.

Pour les anciens, l'univers est un amas de souffles, sans formes ni limites, qui se manifeste dans le temps et dans l'espace sans consistance matérielle bien précise. Il nous est impossible d'imaginer ce qui les précède. Pour le chrétien, avant les « souffles », il y a Dieu Créateur ; pour le taoïste, il y a le vide, le non-existant, l'impalpable.
Lorsque les « souffles » sont apparus, la création a pris forme grâce aux actes du Ciel et de la Terre. Rien n'est inerte, tout est constamment en mouvement et en perpétuel échange.

Ce Yin et ce Yang se manifestent dans l'univers sous la forme la plus parfaite mais, quelque part, étant absolus, ils ne sont ni Yin et ni Yang.
En eux se trouvent la quintessence, l'Energie la plus pure, qui nourrit ainsi toutes formes de manifestations : astres, planètes, Terre et Homme.

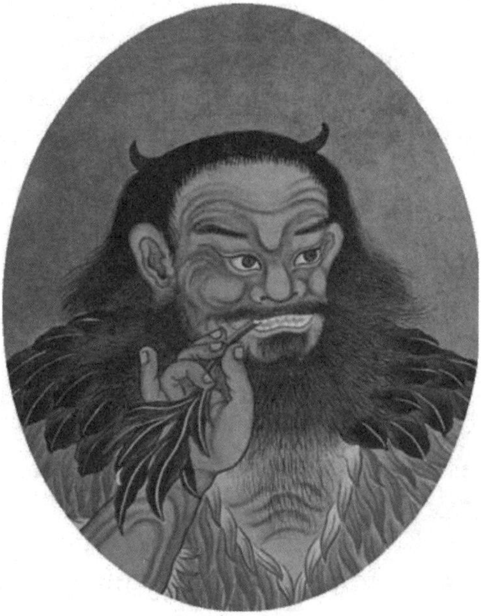

CHEN NONG

CHEN NONG, le « laboureur divin », était dans la Chine ancienne le dieu du feu. Il apporta l'art de comprendre et de cultiver la terre et instruisit la pharmacopée. Il expérimenta également les différentes plantes (toxiques) et entrevit les premières notions de dosage et de posologie des médicaments. À ce titre, il fut nommé dieu de la Médecine.

CHAPITRE 1

LES CINQ ELEMENTS

Beaucoup trop de personnes confondent les « Cinq Eléments » de la Médecine Traditionnelle Chinois (Bois, Feu, Métal, Eau et Terre) avec les quatre éléments que sont l'Eau, la Terre, l'Air et le Feu.
Les Cinq Eléments, en MTC, devraient se nommer les Cinq Souffles, les Cinq QI (Energies), car ils sont basés sur l'observation des saisons et des intersaisons, sur l'attitude de l'Homme à travers et pendant ces saisons.
A partir de ces données, nous allons pouvoir comprendre différents types d'attitudes, de comportements, de passions grâce à la connaissance des habitudes alimentaires, du fonctionnement des organes, des entrailles, des méridiens et de leurs fonctions respectives.

Lorsque la MTC a vu le jour, les ancêtres chinois ont constaté qu'il y avait quatre saisons différentes mais surtout que, lors du passage d'une saison à l'autre, il y avait toujours une période de transition qui permettait de basculer, de transporter, de transformer une Energie en une autre.
Tout comme nous passons lentement du jour à la nuit en traversant l'aurore, le crépuscule, le lever du jour et le coucher du soleil, rien, dans la vie, ne se fait de façon brutale pour les éléments naturels : tout est progressif ou dégressif, et tout s'enchaîne de façon cyclique.
Toutes ces observations ont permis de comprendre que la vie et la mort font partie d'un cycle.

Les quatre saisons (plus l'intersaison) vont être interprétées et étudiées afin de bien assimiler ce principe de fonctionnement naturel.
« Wou Hing » signifie « Les Cinq Eléments ». Ils ont leurs origines dans la différenciation des Souffles, des Energies.

Chaque élément correspond à un dynamisme, à un Souffle caractéristique et prédominant dans sa saison.

Wou signifie « Cinq », qui se divise et donne les quatre saisons, représentées sous forme d'une croix.
(Voir figure 3)

Le centre représente la Terre.

Hing veut dire « diriger ». Les Cinq Eléments, dont la théorie daterait d'environ 2000 avant J.C., ont leur origine dans la succession des saisons et dans les variations perceptibles qu'elle apporte. Notons que, dans la tradition la plus ancienne, il y avait six Eléments : l'Elément supplémentaire était symboliquement représenté par une graine ou un grain de riz, symbole de la Naissance et de la Création : sans semer, nous ne pouvons récolter.

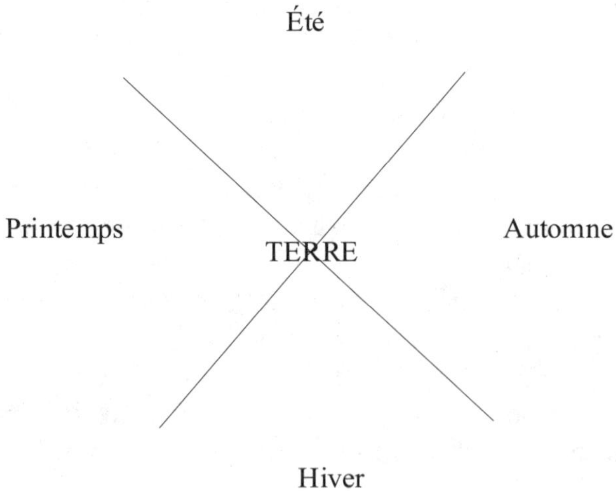

Figure.3

ANALYSE

Chacune des quatre saisons trouve son Energie dans les Souffles.

Ainsi, le **Printemps** est la période de la naissance, de résurgence de l'Energie (l'équinoxe se manifeste au milieu du printemps).

L'**Eté** est le lieu où culmine l'Energie (le solstice est au milieu de l'été).

L'**Automne** est la période d'équilibre, puis de décroissance entre été et hiver (l'équinoxe est au milieu de l'automne).

L'**Hiver** est le niveau le plus bas de l'Energie, où l'inactivité culmine (le solstice est au milieu de l'hiver).

Les saisons ne peuvent se manifester que si elles ont un support : tel est le rôle de la **Terre** (intersaison). Tout ce qui relève d'un de ces mouvements saisonniers lui est analogiquement rattaché. Il ne faut pas chercher à établir, entre les êtres ou les choses, des relations de cause à effet, mais plutôt des correspondances. Correspondances dans le temps et dans l'espace.

Prenons comme exemple le déroulement d'une journée :

- le matin est en relation avec le Printemps : c'est le début de la journée, tout comme le printemps est le début de l'année (chinoise) ; il relève du même dynamisme analogique.
- le milieu de la journée est en relation avec l'Eté, le point culminant où l'Energie est à son maximum.
- le crépuscule est en relation avec l'Automne : l'Energie se manifeste après avoir atteint son équilibre, puis décroît.
- la nuit est en relation avec l'Hiver : l'Energie culmine dans l'inactivité.

Dans l'espace également peuvent être établies des relations comme :
- le Printemps est relié à l'Est, au lever du soleil, à l'apparition, naissance et croissance du soleil.
- l'Eté est en relation avec le Sud; Midi est l'heure où l'Energie culmine.
- l'Automne correspond à l'Ouest, direction où se couche le soleil ; c'est l'équilibre entre la fin de la journée et la nuit.
- l'Hiver représente le Nord, le froid, la culmination inactive.

Quant à la cinquième saison (la Terre), elle se situe au centre mais apparaît également à chaque changement de saison (intersaison), soit quatre fois par an. Ainsi donc, l'année comporte cinq saisons (de 72 jours chacune, soit au total $72 \times 5 = 360$ jours) et quatre intersaisons, d'une durée de : $72 \div 4 = 18$ jours.
Cette durée de 360 jours s'inscrit parfaitement dans les 360° d'un cercle (voir fig.4) : un concept essentiel qu'il faudra retenir, puisqu'il est un principe clé.
L'acupuncture est une science qui utilise des symboles traditionnels.

Tous les phénomènes vitaux obéissent à une loi cyclique.
Tous sont régis par : Cinq Cycles (Dynamismes), 2 Yang et 2 Yin, ainsi qu'un centre (la référence Terre).
Tous répondent à un Souffle, à une qualité première : Bois, Feu, Terre, Métal et Eau.
Tous sont analogiquement identiques et pourtant, aucun n'est semblable.
Pour se représenter le principe de Dynamismes, il suffit de s'amuser à jeter un caillou dans l'eau et à observer les spirales qui en découlent…

Rappelons :

WOU = 5
HING = diriger, agir

Les cinq Eléments :
MOU = Bois
HOUO = Feu
TOU = Terre
TCHIN = Métal
CHOUEI = Eau

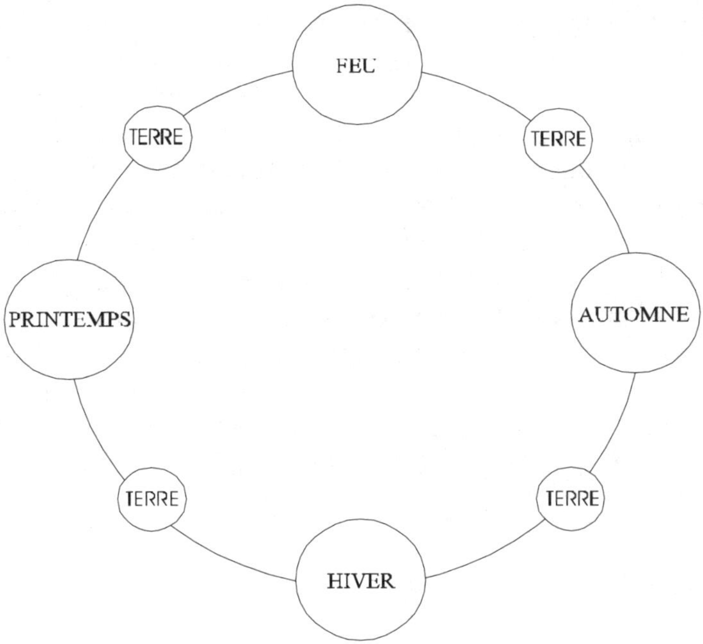

Figure. 4

MOUVEMENTS DE L'ENERGIE

Comprendre ce mouvement, c'est saisir ce qui se passe dans notre corps. Pour cela, observons la nature : chaque saison exprime des variations de chaleur, de froid, de la même façon que l'énergie évolue par marées énergétiques, essentiellement qualitatives.

PRINTEMPS

La chaleur (Yang) se dégage du froid (Yin). L'Energie du Printemps est une Energie qui monte : dans ces conditions, cette saison permet une croissance ordonnée et harmonieuse.
Dans notre organisme, la chaleur naissante, soutenue par l'action du vent, va stimuler les Energies du **Foie** et de la **Vésicule Biliaire** qui seront alors les Maîtres. La tradition chinoise veut que l'on dise d'eux qu'ils ont la Toute Puissance de l'Empereur ; c'est le moment du nettoyage, du renouveau.
L'année comporte deux équinoxes : celui du printemps et celui de l'automne. A chacun de ces moments, la durée du jour et celle de la nuit sont égales. Néanmoins, ils sont en opposition et ne pas en tenir compte amène,par exemple, les Hommes à produire des légumes de façon artificielle toute l'année, sans penser que cela peut nuire à leur équilibre.

ÉTÉ

C'est l'expansion du Feu (**Cœur – Intestin Grêle**) dans toutes les directions : les fruits mûrissent et l'Homme a un maximum d'énergie.

"IN-TERRE-SAISON"

Lors du passage d'une saison à l'autre s'opèrent des mutations, des transformations : la Terre sert alors de support pour permettre le passage de l'une à l'autre.
Observons les graines qui tombent des fleurs sur le sol : si celui-ci gèle en hiver, il leur permet de repousser au printemps car la couche la plus profonde reste toujours humide. La reproduction et la transformation de tous les éléments que la Terre soutient peuvent ainsi se faire, allant du Yang au Yin. La **Rate** et l'**Estomac** deviennent à leur tour Empereurs pour assurer cette transformation.

AUTOMNE

La chaleur est profonde et desséchante : on dit que le Yang entre dans le Yin, à l'image de la graine qui s'enfonce dans le sol. Le Yin faisant son apparition, il refroidit la Terre, ce qui se manifeste sous forme de brouillards et de gelées matinales. Les **Poumons** et le **Gros Intestin** deviennent à leur tour Empereurs pour intérioriser l'Energie.

HIVER

C'est le lieu du froid. La graine est dans la terre : elle garde au plus profond d'elle-même son Yang et le froid lui permettra de mieux prospérer au printemps. **Reins** et **Vessie** sont Empereurs.

Chaque élément est Empereur dans sa saison mais il peut devenir inefficace ou tyrannique. Pour éviter cela, il existe un système de régulation, qui donne à chacun des autres éléments une fonction bien précise.

PHYSIOLOGIE

Le premier point à développer est l'aspect de l'Homme sur le plan physique et notamment les viscères, que l'on nomme ZANG pour les uns et FOU pour les autres.
Les ZANG sont Yin (organes), tandis que les FOU sont Yang (entrailles).

Les **ZANG** sont au nombre de cinq, plus un :
Foie (KAN), **Cœur** (SIN), **Maître Cœur** (SIN PAO),
Rate (PI), Poumons (FEI), **Reins** (CHEN).

Ils ont une fonction interne, celle de conserver les Souffles, c'est à dire qu'ils servent de réserve d'Energie.

Les **FOU** sont au nombre de six :
Vésicule biliaire (TAN), **Intestin grêle** (SIEOU TCHRANG), **Trois Foyers** (SAN TCHIAO), **Estomac** (WEI), **Gros intestin** (TA TCHRANG), **Vessie** (PANG KOANG).

Ils ont pour but d'élaborer, dans leurs ateliers, les énergies qui seront, par la suite, gérées par les ZANG.

LES ZANG

Rappelons qu'ils sont cinq + Maître-Cœur et qu'ils ont pour rôle de gérer les Energies.

FOIE (KAN)

C'est le **Printemps** : il est en relation avec le **Bois** et met en route les Energies vitales. D'une certaine façon, il est responsable de la **mise en oeuvre de tous les cycles** du développement de la personne. Il représente le devenir, le futur de l'individu, ainsi que son **énergie sexuelle**, car le désir est en lui.
Il est le ''général des armées'', qui **dresse les plans et les projets**. Il gère l'impétuosité et la mise en mouvement car il **commande les muscles**. Il cache le sang (la nuit) et régit **l'acuité visuelle**, tant physique que psychique.
La **colère est son ennemie** et doit être régulièrement drainé afin d'évacuer toutes sortes de pollution (stress, médication, alimentation, etc.) : s'il est pollué et s'il conserve mal le sang, il provoque des rêves, des cauchemars et un sommeil agité.
Si les Energies du Foie sont excessives, le Yang du Foie monte et provoque agitation et colère. Au contraire, si les Souffles sont trop faibles, la personne devient peureuse, craintive.

CŒUR (SIN)

L'Eté est la saison représentant le Cœur, car ils ont deux points en commun : la chaleur et la lumière (**Feu**). La chaleur pour son **rôle circulatoire**, la lumière pour sa capacité à

« **diffuser** ». C'est dans le Cœur que réside le SHEN (l'âme, l'esprit).
Dans la tradition chinoise, le Cœur représente ''l'Empereur'' : il contrôle les cinq ZANG et les six FOU.
Il **gouverne**, en maître suprême qu'il est, sur les organes et les entrailles.
Mais, il est également le **logis du SHEN**. Les anciens disaient : « si le maître est brillant, ses sujets sont sereins » ou encore « si le maître est perturbé, les fonctionnaires sont en danger ».
Cœur et sang sont étroitement liés, car l'un fait circuler l'autre. Ils sont donc tous deux à la base de l'existence.
Si un problème surgit au niveau du Cœur, il se transmet par l'intermédiaire du sang : dans ce cas, les pouls sont faibles, le visage a un teint pâle et terne.

MAITRE CŒUR (SIN PAO)

Il se situe également dans le **Feu** du Cœur : c'est par lui que le Cœur commande. Mais, il a également pour fonction de le **protéger et d'exécuter** ses ordres.
Il est le ''Premier Ministre'' : lors de toutes revendications, les sujets s'adressent à lui, de telle sorte que le Cœur puisse choisir en toute quiétude.
Dans sa fonction d'exécutant, il subit les tourments d'un Cœur faible et est donc **envahi par les émotions et par les passions**.
On peut également signaler que le Maître Cœur a pour appellation « Cœur-Sexualité » (libido) : l'intention est dans l'esprit (Shen-Cœur), alors que le rythme est apporté par les émotions qu'il engendre (Sin-Pao : Maitre-Cœur).

RATE (PI)

La Rate, c'est la **Terre, l'Inter-saison** : elle a pour fonction la **transformation et la distribution de l'Energie**.
La nourriture arrive dans l'Estomac et y est digérée dans le but d'en extraire l'essence vitale. Cette essence traverse la Rate, qui la transformera avant de l'envoyer dans les Poumons.
Mais, la Rate transforme également les **liquides** et travaille donc en harmonie avec les Reins qui en assurent la sortie. S'il y a œdème, il faut alors s'interroger sur la fonction de la Rate.
Le troisième rôle de la Rate est de **produire le sang**. Lorsque la fonction sanguine est perturbée, il peut y avoir du sang dans les selles, des règles abondantes ou bien le contraire.
Enfin, elle **contrôle la chair et les muscles**, puisqu'elle gère les aliments et apporte donc sa contribution dans la forme et la sculpture du corps.
L'état de la Rate peut être observé au niveau de la **bouche** et des **lèvres**.

POUMONS (FEI)

Ils correspondent à l'**Automne**, au **Métal** : ils gèrent l'Energie physique, en dynamisant l'essence fournie par la Rate, mais ils **donnent aussi le rythme aux organes** et aux entrailles, en harmonie avec le Cœur.
Ils sont également chargés de l'équilibre entre l'intérieur et l'extérieur. Ils dirigent le **système vasculaire** et sont l'assistant du Cœur, puisqu'ils permettent l'élimination des déchets du sang. Ils produisent les essences subtiles permettant d'obtenir la pureté des échanges, tant sur le plan physique que mental ou spirituel.
Ils régissent également la **peau, les poils et le nez**, en commandant l'irrigation et l'humidification des chairs.

REINS (CHEN)

Ils sont en relation avec l'**Hiver** et l'**Eau** et ont deux fonctions :
La première est de gouverner le Feu de **MING MEN**, la deuxième de réguler les liquides.
Lorsqu'on parle de « Feu de MING MEN », il ne s'agit nullement du Feu correspondant au cœur, mais du Feu dans lequel se trouve l'Energie originelle, dont le siège est dans les Reins. C'est par cette Energie accumulée que l'on assure la procréation, la perpétuation.
MING MEN signifie « Porte du Destin » : il se situe entre les Reins, de chaque côté de la colonne vertébrale, entre les 2ème et 3ème lombaires, à hauteur du 23 Vessie (23ème point du méridien de la vessie, point Assentiment du rein).
Les Reins **thésaurisent les essences**, substances fondamentales de la vitalité.
Leur second rôle est de **réguler les liquides** : on parle de la fonction Rein-eau, dont la régulation est toujours obtenue en harmonie avec la Rate.
Les Reins sont également en **relation avec les os** (surtout avec la moelle osseuse) et avec le **cerveau**, support tant physique que psychique (la conscience).
Ils sont mis en relation avec l'extérieur par l'intermédiaire des **oreilles**, et leur sécrétion naturelle est la **salive**.

RAPPELS :
Tout d'abord, chaque organe est Empereur dans sa saison.
Ensuite, lorsqu'un organe est en pleine activité dans sa saison, il est normal que celui qui le précède soit en baisse (la mère qui vient d'accoucher est très fatiguée).
L'organe qui le suit dans ce cycle commence, quant à lui, à naître, à s'éveiller.

LES FOU

Rappelons qu'ils sont six (Vésicule Biliaire – Intestin Grêle – Trois Foyers – Estomac – Gros Intestin – Vessie) et que leur fonction est de gérer les Energies.

Vésicule Biliaire (TAN) = VB

Elle correspond à l'élément **Bois**, et est couplée avec le **Foie** (KAN).
Elle décide de ce qui est bon ou mauvais pour l'organisme : elle est le ''ministre de la justice'', dans l'intérêt du projet de vie. Elle est là pour **prendre des décisions**.
Lorsque l'Energie de la VB est correcte, la personne a une attitude brave et courageuse. Dans le cas contraire, il y aura hésitations.

Intestin Grêle (SIEOU TCHRANG) = IG

Il est l'élément Feu et, est couplé avec le **Cœur**.
Il est là dans le but de **faire des choix pour le Cœur** (L'Empereur). Recevant les aliments provenant de l'estomac, son rôle est de trier le pur de l'impur : ce tri est non seulement physique, mais également émotionnel et intellectuel. L'impur sera évacué par le gros intestin qui saura faire le bon choix.

Trois Foyers (SAN TCHIAO) = Triple Réchauffeur = TR

L'ensemble répond à l'élément Feu, et est couplé au **Maître Cœur**.
Il est le **thermostat**, celui qui régule la température ambiante.
Le TR est la voie de la nutrition, d'où sort toute l'Energie.
Il joue un rôle important dans sa **relation avec les vaisseaux et avec les nerfs**.

Estomac (WEI) = E

Il se situe dans l'élément Terre, et est couplé avec la **Rate**.
Il **reçoit et transforme** toutes les nourritures. Il est la Mer des aliments tout comme il est la Mer des organes et des entrailles.
Si une maladie atteint l'Estomac, elle sera rapidement détectée à travers les organes et les entrailles.

Gros Intestin (TA TCHRANG) = GI

Il est placé dans l'élément **Métal**, et est couplé avec les **Poumons**.
Sa fonction est **d'évacuer, d'éliminer** : il est, en quelque sorte, la ''femme de ménage'' de notre organisme.
De plus, il a un rôle de ''**transformateur**'', puisque c'est à son niveau qu'est élaborée l'Energie défensive WEI.
Il assèche le contenu intestinal, intervient dans la régulation des liquides et travaille **en liaison avec les reins**. En effet, les constipations sont souvent accompagnées de rétentions urinaires et, inversement, les diarrhées d'urines abondantes.

Vessie (PANG KOANG) = V

Elle répond à l'élément **Eau** et est couplée avec les **Reins**.
Sa fonction principale est de **gérer les liquides**, mais pas uniquement les urines. Elle est soutenue dans son action par les Reins.

A présent, il est indispensable de présenter chacun des cinq Eléments et de décrire leurs correspondances respectives. Correspondances qui permettront de connaître l'état physiologique et psychique d'une personne et d'interpréter un certain nombre de ses troubles.

LE BOIS

Evoquer le Bois, en Médecine Traditionnelle Chinoise, c'est avant tout parler du **Printemps**, car sa principale caractéristique est la **croissance**. Prenons l'exemple du baobab, de croissance très rapide et qui pousse dans tous les sens, et ce, à tous les niveaux : racines, tronc et branches. L'arbre est le symbole du Bois, il représente la vie (on parle, d'ailleurs, d'Arbre de Vie). La croissance n'est pas pour autant et systématiquement anarchique : elle trouve son équilibre grâce à une programmation génétique rigoureuse.
Observons la nature : tout comme les plantes, L'Homme possède également ses racines, pousse selon une courbe de croissance qui lui est propre, est fort et flexible, traverse les saisons et porte en lui les graines de la vie… Le thérapeute doit tenir compte de cette harmonie et de ces critères pour pouvoir soigner un patient.

Dans le NEI KING, traité de médecine interne, on peut lire : « *De l'Est naît le vent; du vent naît le bois; du bois, la saveur acide. La saveur acide fortifie le foie, le foie nourrit les muscles, les muscles renforcent le cœur et le foie régit les yeux. Les yeux voient l'obscurité et le mystère des cieux* ».
Ainsi, les puissances surnaturelles créent le **Vent** dans le ciel et le **Bois** sur la terre. Dans le corps, elles créent les **Muscles** et des viscères le **Foie** et la **Vésicule Biliaire**. Des couleurs, elles créent le **Vert** et des sons, la note de musique **Chio**, qui donne à la voix la possibilité d'un son aigu, perçant. Des sept orifices, elles créent les **Yeux**; des saveurs, l'**Acide**; des émotions, la **Colère**.

La saison du Bois étant le Printemps, il incarne le **commencement et le développement** aussi bien des idées que de la **créativité**, tant chez l'Homme que dans la nature. Ciel et

Terre sont prêts à tout nous offrir : tout renaît quand arrive le Printemps.

CORRESPONDANCES DU BOIS

1) Biorythmes

Le Foie a son pic d'activité entre 1h et 3h, la Vésicule Biliaire, entre 23h et 1h.
Lorsqu'une personne a un déséquilibre au niveau du Bois, elle peut, à ces heures, être perturbée.

2) Orientation : l'Est

C'est l'endroit où apparaissent le jour et le soleil pour débuter un nouveau cycle.

3) Climat : le Vent

Le Fong est le vent, mais également tout ce qu'il véhicule : les germes de la vie, les pollens, les graines.

4) Couleur : le Vert

Le vert représente la couleur du Printemps : il suffit de regarder la nature. On pourra trouver, chez un sujet, un teint vert qui se manifestera plus particulièrement autour des lèvres et sur les tempes, voire sur le dessus de la tête chez les personnes chauves.

5) Saveur : l'Acide

La saveur Acide nourrit le Bois. Manger trop acide détruit le bois.

6) Odeur : les fruits verts

L'odeur de fruits verts, chez l'être humain, est normale : s'il y a odeur de rance, il y a pathologie.

7) Son : le Cri

Le son aigue est dynamique comme le Bois. Un cri agressif ou la colère sont pathologiques. Crier dans les bois libère.

8) Viscères : le Foie (KAN) et la Vésicule Biliaire (TAN)

Les Chinois considèrent que les organes, comme les fonctions, ont une action sur la psychosomatisation.
Les fonctions de l'organe **Foie** (Yin) sont celles d'un chef qui établit les stratégies : la Vésicule Biliaire occupe le poste d'adjoint, qui décide et juge s'il peut y avoir passage à l'acte ou pas.
S'il n'y a pas de projet, de plan ou si le projet n'a pas été réalisé à cause d'un quelconque empêchement, il y aura frustration, peut-être maux de tête, qui sont des symptômes du Bois.
La **Vésicule Biliaire** entrailles est Yang, sa fonction est la prise de décision : une personne sans cesse dans l'hésitation a un problème de Vésicule Biliaire. La prise de décision apparaît sans cesse au cours de la journée.

9) Organes des sens : les Yeux

« Ouvrir les yeux », « voir le jour », autant d'expressions qui montrent le Printemps. Les larmes s'associent aux yeux, elles coulent des yeux. Les problèmes d'yeux (cécité, astigmatisme, myopie, presbytie, cataracte, yeux douloureux…) sont très souvent liés à un problème de l'équilibre du Bois, et donc du Foie et de la Vésicule Biliaire.

10) Manifestations physiques : les Muscles, Tendons et Ongles

A l'instar du Bois, les muscles et les tendons (plus les ligaments) sont formés de fibres.
Les muscles nous permettent de nous déplacer : ils nous donnent la force physique mais sont aussi la cause de nos faiblesses s'ils ne sont pas en bon état.
Les maladies qui affectent les facteurs de mouvements sont très souvent liées à l'élément Bois : toutes les asthénies peuvent lui être attribuées, tout comme le Foie est la cause de très grandes lassitudes.
Quant à la plasticité et à l'élasticité du muscle, elles concernent un autre élément : la Terre (Rate-Estomac).
Pour ce qui est des ongles, leur aspect, tant au niveau des mains qu'au niveau des pieds, nous renseigne sur la condition énergétique du Foie. Chaque signe (stries, taches, fissures, sillons, déformations, ongles incarnés) est significatif d'une altération d'Energie dans celle du Bois.

11) Emotions : la Colère et le Contrôle

La Colère est l'émotion du Bois, le dynamisme jaillissant.
Un déséquilibre dans le Bois provoque soit colère, soit passivité.
Un excès de colère détruit le Foie et la VB : il peut s'extérioriser (par de l'irritabilité, de l'agressivité permanente, voire de la fureur contre soi, sans raison particulière) ou, au contraire, rester latent à cause d'une incapacité totale à exprimer ses mécontentements ou ses frustrations internes.

Le Contrôle est la planification faite par le Foie et la VB comme, par exemple, celle établie au niveau des muscles et des tendons. Une personne qui panique, par manque de décision ou par des difficultés à en prendre, est visiblement en dysharmonie dans l'Elément Bois.

12) Sécrétion : les larmes

Le Foie se manifeste au travers des Yeux. Les larmes sont là pour les humidifier et voir les événements de la vie avec clairvoyance. Elles sont l'expression de moments difficiles ou de bonheurs.

13) Faculté : l'Imagination

C'est avant tout la faculté à faire germer des idées car, avant de passer à l'acte, il faut préparer un plan. Tout projet commence par des prévisions, donc par l'imagination.

14) Esprit

Le HOUN (l'Inconscient) ou ROUN est la section du psychisme qui fonctionne par excitation-réflexe et que l'on utilise plus spécifiquement dans les situations dangereuses, sans l'intervention du (I), notre mémoire consciente. S'il faut réagir très vite, le Houn prend les commandes, il n'y a ni ordre, ni plan. Dans cette partie du psychisme sont stockées une partie de nos ordres de défense et une partie de nos mémoires héréditaires. Le Houn, donc l'inconscient, est le siège de nos réactions pseudo-rationnelles où le raisonnement se limite à une identification sans discernement. C'est pour cela que nous y trouvons les névroses, les aliénations. Le Houn contrôle le système nerveux, c'est ici qu'agit l'hypnose.

15) Rêves

L’importance de l’interrogatoire prend tout son sens lorsque l’on aborde les rêves. Grâce aux informations transmises, on peut trouver une interprétation à des dysfonctionnements de l’énergie.

Autres correspondances

Le **citron** comme le **radis noir** sont associés au Foie. Ils participent au bon équilibre de l’organe. Au niveau du psychisme, nous trouverons la note de musique “**Jiao**’’, qui pourra jouer un rôle sur l’émotionnel en faisant vibrer le Foie afin de rendre les personnes compatissantes et affectueuses.

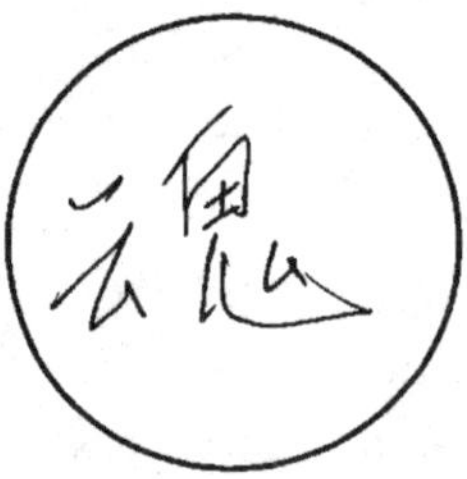

HOUN

LE FEU

La vie est dirigée par deux forces fondamentales : l'Eau et le Feu. L'Eau a pour rôle de faire descendre : les plantes, par leurs racines, se nourrissent d'Eau mais, sans lumière ni chaleur, elles ne grandiraient pas.
La chaleur et la lumière ont pour rôle de faire monter, de faire croître la vie : la chaleur nous fait vivre, c'est également ce que nous transmettons aux autres à travers l'Amitié ou l'Amour.
Le soleil envoie ses rayons qui profitent à l'environnement et à toutes les espèces vitales. La tradition parle toujours de « Ciel-Terre-Homme » et non de « Ciel-Homme-Terre ».

La relation Eau-Feu reste le pilier de la vie autour duquel peut pivoter un axe horizontal.
Le Feu est étincelle, lumière, source de chaleur : c'est grâce à lui que l'on peut faire cuire ses aliments afin de les rendre consommables, mieux assimilables ou plus digestes pour notre organisme. Au temps de la Rome Antique, les vestales, prêtresses de Vesta, déesse du Foyer, avaient pour rôle d'entretenir le feu, qualifié de « sacré ». Outre sa fonction "nourricière", il était considéré comme indispensable à la survie car il permettait de se chauffer (et ainsi de maintenir notre température corporelle) mais aussi de transformer et de fabriquer des objets utiles au quotidien.
Aujourd'hui encore, certaines expressions nous montrent l'importance du Feu dans notre quotidien : « faire long feu » - « être tout feu, tout flamme » - « avoir les yeux étincelants de vitalité » - « déclarer sa flamme ».
C'est un élément vivant, présent partout, à l'intérieur comme à l'extérieur. Il exprime la **joie**, l'enthousiasme. Il est la lumière qui nous guide, le feu de la cheminée dans nos foyers.
Dans le cosmos, le Feu est l'élément céleste par excellence.

Quand il est en bonne santé, l'être humain est chaud (37°) et peut donc réchauffer les autres, tant physiquement que moralement. Mais, quelles que soient les circonstances, il a toujours besoin de chaleur. Un individu qui n'a pas le Feu en lui va mal : il est froid, physiquement et émotionnellement.

Le corps mental manifeste un déséquilibre de l'élément Feu par divers symptômes : articulations brûlantes et douloureuses, accès de fièvre, impression de dessèchement du corps et de l'esprit, absence d'émotions chaleureuses et de réceptivité, frigidité, mauvaise circulation du sang, extrémités froides, bouffées de chaleur, problèmes digestifs.
On dit que les trois mois de l'été qui correspondent au Feu, sont la période de croissance, d'**épanouissement**. Les Energies et Souffles du Ciel et de la Terre se mêlent, s'harmonisent et **donnent leurs bienfaits**.
Au Printemps, il y a l'impulsion vitale; en Eté, **c'est la récolte** des fruits. Il en est de même pour l'être humain.

CORREPONDANCES DU FEU

1) Biorythmes

Entre 11h et 15h, quand le soleil est au zénith, c'est à dire à son apogée dans le Yang.

2) Orientation : le Sud

Le Feu évoque la lumière, la chaleur.
Les gens du Sud ont la réputation d'être exubérants et chaleureux. Une personne souffrant de plénitude au niveau du Cœur ou du Maître-Cœur (MC) ne devrait pas passer ses vacances dans une région trop ensoleillée.

3) Climat : la Chaleur

La chaleur est nocive pour le Cœur. Un climat trop chaud peut perturber l'équilibre du Feu et compromettre les autres fonctions.

4) Couleur : le Rouge

Couleur dynamique et chaude, le rouge apparaît ou pas sur un visage, selon s'il est en vide ou en plénitude (Yin-Yang).

5) Saveur : l'Amertume

L'amertume est la saveur qui provoque un envahissement, une expansion de saveur. Chez un patient buvant trop de café, de thé ou de tisane sans sucre, il faut interroger l'élément Feu, de même que s'il boit de la bière ou mange des pamplemousses sans sucre.

6) Odeur : le Brûlé, le Roussi

Le Feu interne peut s'exprimer au niveau de son propre Elément. Il est indispensable d'apprendre à reconnaître les odeurs subtiles.

7) Son : le Rire

Fou rire, rire excessif ou discussions à bâtons rompus dans le seul but d'être drôle, montrent un déséquilibre du Feu. Inversement, une personne qui ne rit jamais a le même type de problème énergétique.

8) Viscères :

- **Cœur** (C) = SIN (Yin)
- **Maître-Cœur** (MC) = SIN PAO (Yin)
- **Triple Réchauffeur** (TR)= SAN TCHIAO (Yang)
- **Intestin Grêle** (IG) = SIEOU TCHRANG (Yang)

a) le Cœur (C) = SIN

L'Empereur doit toujours être fort : il délègue ses pouvoirs, mais il règne.

Quand l'Empereur est perturbé, cela peut être grave pour tout le pays. Envies de suicide ou syncopes peuvent alors éventuellement apparaître, sachant que ces dernières sont une fuite momentanée d'un esprit ayant du mal à affronter la réalité. De même, les peurs émotionnelles comme le trac, sont des manifestations de désappointement du Cœur qui ne parvient plus à gérer certaines situations.

b) le Maître Cœur (MC) = SIN PAO

C'est par lui que le Cœur commande. Il est représenté comme un **rempart** protégeant un château des agressions du peuple. Dans la vie d'aujourd'hui, avec ses tensions, son stress, le MC est mis à rude épreuve : il en résulte une usure, un épuisement qui met le Cœur en état de tension permanente. MC est le maître des émotions et joue un **rôle important dans la sexualité**.

c) Triple Réchauffeur (TR) = SAN TCHIAO

Il gère la calorification du corps. Il a un **rôle thermostatique** pour que règne, dans le corps, une Energie harmonieuse. Si TR remplit mal son rôle, il se produit une alternance de chaud et de froid au niveau du psychisme. Les manifestations peuvent être des phases excessives de chaleur émotionnelle en alternance avec des périodes de froid et de vide relationnel.

d) Intestin Grêle (IG) = SIEOU TCHRANG
Il est chargé de **trier**, de **choisir**. S'il est affecté, la personne a du mal à faire des choix, prend de mauvaises décisions ou se précipite, l'entraînant ainsi à commettre des erreurs.

9) Organes des sens : la Langue

Il s'agit, en fait, de la langue et du palais, abstraction faite du reste de la bouche en rapport avec la Terre.
L'aspect de la langue donne une information sur le Feu, donc sur l'état du Cœur et de la circulation. Le bout de la langue rouge indique du Feu dans le Cœur et, parfois, dans l'Intestin Grêle.

10) Manifestations physiques : les Vaisseaux Sanguins

Le Cœur envoyant sa puissance de vie à travers tout le corps par l'intermédiaire des vaisseaux, il est tout à fait logique de dire que l'Elément Feu commande l'appareil cardio-vasculaire, autrement dit, le flux et la circulation sanguine. Un durcissement des artères, des extrémités froides, une thrombose (présence d'un caillot de sang dans un vaisseau) sont autant de signes témoignant d'un déséquilibre de la fonction du Feu.

11) Emotion : la Joie, le Bonheur

Le cœur est associé à la joie et au bonheur; son contraire est la peine (« cœur brisé »). La joie est le moment qui accompagne l'aboutissement d'une réalisation. Cœur et Maître-Cœur sont les ouvriers de l'équilibre du plaisir dans notre existence. Le sage vit de telle manière que, dans le plaisir et dans la joie, il reste digne et calme. Exiger que la joie et le plaisir soient permanents inflige un gros stress à l'Elément Feu. Il n'est pas rare que l'hypertension soit, pour le corps mental, un signe d'alerte qui dise « arrête ou tu succomberas sous cette tension ». La crise cardiaque est l'aboutissement d'une lutte interne excessive (émotion et joie sont déficientes). Dans ces angoisses entre très souvent une part de frustration sexuelle. C'est pourquoi, un déséquilibre dans la vie émotionnelle provoque très souvent une déficience de cet élément.

12) Sécrétion : la Sueur

La transpiration est normale et naturelle. Les Chinois la considèrent comme essentielle dans le rythme de vie. Une surabondance ou un manque de sueur perturbe l'équilibre énergétique. Celui qui ne transpire pas librement en été, par exemple, risque des fièvres intermittentes à l'automne.
Pour certaines maladies, il est dit que la sudation permet d'enrayer le mal et d'y mettre fin.

Les Chinois pensent, à juste titre, que la transpiration agit comme un « déboucheur », permettant au corps mental de se purifier de fond en comble. Elle est très fréquemment associée au Feu.
Cette sécrétion est l'exemple type de la relation qu'il existe entre les Cinq Eléments puisque tout surmenage de l'un d'eux peut provoquer des transpirations en quantités variables. Ainsi, elles peuvent avoir diverses origines : lors d'un repas copieux, par exemple, elle est produite par l'Estomac (WEI) alors que, suite à une peur, elle est due au Cœur qui a fait violence à son Esprit et à sa Vitalité. Quand une personne porte de lourdes charges psychologiques, sa sueur émane du Rein (WEI), tandis que si elle est pleine d'inquiétudes et de craintes, ses suées sont provoquées par le Foie (KAN). Enfin, quand le travail qu'elle exécute est pénible, sa transpiration viendra de la Rate (PI).

13) Faculté : le Mental

Le Cœur est le logis du mental, de l'esprit, de l'âme (Shen) qui se manifeste à travers chaque saison, chaque organes et entrailles. Pour maintenir l'équilibre physiologique comme psychologique d'un corps, le Cœur, et donc le Mental, doit être "sain'' (bon état d'esprit) afin de garder toujours une juste appréciation des choses à réaliser en chacun des éléments.

14) Esprit

SHEN, l'unité de conscience ou "l'âme'', réunit ainsi toutes les facultés psychiques (émettrices comme réceptrices). Il permet la synthèse des informations élaborées par les diverses sections du psychisme afin de trouver la meilleure action possible...
Prenons l'exemple du tireur se concentrant sur sa cible : au moment du tir, il devra être en parfaite harmonie afin d'effectuer le geste le plus précis possible et atteindre sa cible.
Si la parfaite maîtrise du Shen est rare, une "réponse'' peut toutefois être considérée comme telle, dès l'instant où elle se solde par la satisfaction et le plaisir.
Notons que chacune des fonctions des cinq éléments est au service de l'Homme. Ainsi, une défaillance d'une ou plusieurs d'entre elles peuvent mettre l'Esprit en difficultés. De la même façon, si le Shen est défaillant et qu'il manque à son rôle de clairvoyance, la personne ne pourra travailler dans le calme et la sérénité.

15) Rêves

Un déséquilibre de l'élément peut entraîner des rêves de feux : incendies, flambées. Ce type de rêves se manifeste lorsqu'il y a épuisement du Cœur. Par contre, en cas d'excès, les rêves sont accompagnés de rires ou de frayeurs.

Certaines lésions de l'Intestin Grêle peuvent se traduire par la présence de quartiers populaires ou des abords de grandes rues urbaines. Essayer de passer dans un endroit étroit sans y parvenir est aussi le signe d'un vide de l'Intestin Grêle, alors que rêver d'audace et de danger signifie une plénitude du Cœur.

Autres correspondances

Le **millet** est associé au Feu, mais également la **prune**, le **mouton** ou l'**agneau**. Ces aliments participent, associés à ceux des autres Eléments, aux bases d'une alimentation saine et riche. La connaissance des habitudes alimentaires des patients est importante.

Autres correspondances du Feu : le chiffre **7**, qui représente les "outils" ou, agents indispensables pour aller au bout de toute création (Cf. les 7 chakras qui constitue l'homme).

La note associée est "**Zhi**", touchant les hommes au Cœur pour qu'ils se réjouissent de ce qui est bien et se plaisent à la bienfaisance.

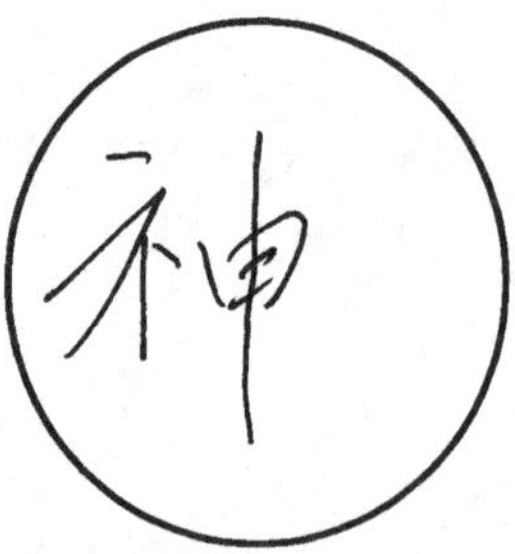

SHEN

LE METAL

La terre fait la jonction entre ce qui se passe au-dessus et en-dessous de nous; elle distribue vers le haut et vers le bas.
Le Métal est une forme densifiée de la Terre : on le retrouve dans ses profondeurs. L'idée de Métal repose sur une vision de quelque chose de dur, un support comme une charpente ou un fil conducteur.

Voyons sous quelles formes il peut bien nous être présenté ?
Pour cela, observons la nature. Les minéraux de la Terre fournissent aux végétaux et aux aliments, toutes leurs richesses, toutes les substances nécessaires à leur croissance. Le Sel de la Terre suggère le Métal, les minerais sont du Métal, puissance YIN de la Terre.
D'autres fournissent, après fermentation, le fuel, des matériaux de construction, des pierres précieuses. L'Elément Métal représente la force, la solidité, **la structure**. Néanmoins, il est une matière malléable : les Anciens disent qu'il permet l'adaptation aux situations.

Regardons maintenant les cours d'eau : ils ne se sont formés que par la Terre et le Métal. La structure, le réseau du corps humain, qui lui permettent de recevoir air et nourriture puis de se débarrasser de ses résidus, sont quelques-uns des aspects du Métal qui entretiennent la vie.
Ainsi, les problèmes de **charpente**, de **forces internes** (corps-mental), sont souvent liés au Métal comme, par exemples, une scoliose, une fragilité respiratoire ou une grande fatigue.
NB : La scoliose peut toutefois être due à un déséquilibre du Bois mais, dans ce cas, apparaîtra un trouble ligamentaire, comme une entorse, pouvant même entraîner une bascule du bassin.

La scoliose de type Métal endommage la structure par un vide dû à un manque de chaleur, qui va rendre le Métal moins malléable (douleurs rhumatismales, raideur de la colonne vertébrale). Un manque de structure peut également se traduire par une **incapacité à « mettre de l'ordre »** dans ses affaires, non seulement matérielles, mais aussi physiques et psychiques (émotionnel – mental – pensée).
Le fait d'être maniaque, méticuleux, prouve un déséquilibre du Métal : il s'agira plutôt là du "collectionneur", à différencier du maniaque de la propreté plus proche d'une défaillance de l'Elément Bois (le Bois est purgatif, c'est l'organisme des toxines, on fait "le ménage de printemps").

La **recherche spirituelle** fait partie de chaque Elément. Toutefois, si l'on considère la pureté et l'éclat du diamant, on rattache la spiritualité au Métal en tant que "récepteur". Le diamant a besoin de la lumière pour briller et montrer son éclat. A l'inverse, seul le Feu peut le détruire.
Le Feu exprime, grâce à SHEN, la conscience supérieure, laquelle prend pour support de réalisation, le Métal. Ainsi, SHEN devient autonome grâce à la **respiration, résonance vibratoire** fournie par le Métal.

Le Métal est également relié à la saison de **l'Automne, période de maturité** (expérience de la vie). C'est le moment de cueillir les fruits de l'année et de se munir pour préparer l'hiver : les paysans rassemblent les récoltes et les engrangent. Néanmoins, si celles-ci n'ont pas été fructueuses, il pourra en résulter des problèmes intestinaux (diarrhées, etc.) : impossibilité de rassembler et de gérer les déchets. De la même façon, si le bilan (la "récolte") n'est pas à la hauteur de nos attentes, un sentiment de **tristesse**, de **désespoir** ou un **manque de sérénité** peuvent apparaître.

CORRESPONDANCES DU METAL

1) Biorythmes

Le Poumon (FEI) a son pic d'activité entre 3h et 5h, le Gros Intestin (TA TCHRANG) entre 5h et 7h.

Le fait de se lever, de s'étirer, de respirer appartient au début du jour. La pratique du QI CONG et du TAI QI CHUAN devrait se faire à 5h du matin. Par rapport à la saison, ce sera le crépuscule.

2) Orientation : l'Ouest

Le Métal vient après la Terre et avant l'Eau. Nous approchons de la fin de ce cycle, lieu où se couche le soleil.

3) Climat : la Sécheresse

Elle est bénéfique pour les personnes atteintes de maladies chroniques des Poumons (ex : la bronchite).

4) Couleur : le Blanc

Les Chinois ont choisi le blanc-bleuté car il symbolise les brumes d'Automne et la couleur de la barbe du vieillard, évoquant la sagesse. Cette période doit également être vécue comme un moment de sérénité; Vénus, « La Grande Blanche », astre du soir, est d'ailleurs reliée au Métal.

En Orient, la couleur du deuil est le blanc, la mort survenant au moment où les feuilles tombent.

5) Saveur : le Piquant

Le piquant nourrit et stimule les Poumons, mais attention, une utilisation abusive de cette saveur pourra également créer une lésion de son QI.
La fonction du Poumon étant de pousser vers le bas, il faudra surveiller cette énergie dans les cas de constipations, de diarrhées, de nez bouché ou nez qui coule.

6) Odeur : les Sous-bois

Pour s'imprégner de ces parfums d'Automne, il suffit de se promener dans les bois à cette période là…
A noter : l'odeur de quelqu'un en bonne santé est toujours agréable.

7) Son : les Pleurs, la Toux

Le chagrin est présent : les gens utilisent un ton larmoyant, pleurnichard. La toux, fréquente à cette période, permet de rejeter tout élément gênant, indésirable pour le Métal.

8) Viscères : les Poumons (FEI) et le Gros Intestin (TA TCHRANG)

Les **Poumons** (Yin) sont chargés d'effectuer, dans l'organisme, les échanges aussi bien physiques, internes (pour la purification du sang) qu'externes, autrement dit les échanges avec les autres. Nous respirons aussi bien physiquement qu'émotionnellement; on dit, par exemple, « être hors d'haleine » ou « l'émotion m'a coupé le souffle ».
Le **Gros Intestin** (Yang) représente le collecteur, l'éboueur : il est là pour emmagasiner et éliminer les déchets à tous les niveaux, et pas seulement au niveau intestinal.

Lorsque les déchets s'entassent, il y a « blocage » et l'on peut voir apparaître des gonflements, œdèmes, constipations, obstructions d'origine émotionnelle, acnés, furoncles, maux de tête ou nez bouché.
Un petit test pour savoir si une personne est en vide de Métal : après avoir pris les pouls, demandez lui d'empaumer un outil métallique et de le garder un certain temps dans la main. Après cette expérience, si une modification de rythme est perçue au niveau du Poumon/Gros Intestin, cela signifiera une défaillance de l'élément Métal.

9) Organes des sens : le Nez

Les problèmes de nez sont liés aux Poumons (FEI) et au Gros Intestin (TA TCHRANG).
Lorsqu'un rhume ne se manifeste qu'au niveau "nasal", il faut examiner et traiter TA TCHRANG, ce qui ne sera pas le cas si ce même rhume descend rapidement sur les bronches. On devra, alors, s'intéresser à FEI.
Attention, s'il s'agit de mucosités abondantes, il faudra observer plus particulièrement l'Eau dans sa fonction Yang (c'est à dire la Vessie - PANG KOUANG)... Et si le nez présente une couleur plus prononcée, c'est la Rate qu'il faudra examiner : les textes disent que, lorsque le nez est rouge, on est en présence d'une chaleur de la Rate.

10) Manifestations physiques : la Peau et les Poils

Selon la MTC, la peau et les poils font partie de la "structure" du corps, de son "enveloppe" : ils ne poussent pas comme les cheveux et la racine des ongles (Reins/Vessie, le reste de l'ongle étant relié au Foie). Lors de l'examen, il faudra en tenir compte si vous observez une éventuelle chute de la pilosité.

La peau a la même fonction que les Poumons : elle respire et sert de soupape lorsque les Poumons ou le Gros Intestin fonctionnent mal ou sont en difficulté.
Elle sert également, à l'instar du Gros Intestin, à éliminer les déchets et à évacuer la sueur, dont la composition s'apparente à celle de l'urine (fonction de la Vessie).
En présence d'eczéma, de psoriasis, d'éruptions diverses, il faut observer le Métal.
Durant un traitement médical, il est aussi normal qu'il y ait des manifestations cutanées, car la peau sert alors d'émonctoire.
Pour dégager un Métal en difficulté au niveau cutané, il est utile de stimuler l'élimination des déchets par le Foie (KAN) ainsi que par les Reins (CHEN).

11) Emotion : l a Tristesse, le chagrin

La tradition associe la tristesse aux Poumons (FEI) et au Gros Intestin (TA TCHRANG).
Si la peine, le chagrin, sont des émotions normales après un décès par exemple, il devient anormal qu'elles persistent durant plusieurs années. Cela traduit alors une déficience de la fonction Métal, qu'il faudra renforcer.

12) Sécrétion : les Urines

Les urines sont le fruit du système d'élimination, elles sont la représentation physique du travail réalisé par l'élément Métal dont la fonction est de diriger l'énergie vers le bas.

13) Faculté : l'Elan

L'élément Métal donne un élan vers l'élément Eau pour lui permettre de s'enfouir au plus profond de la terre. Il relance l'énergie afin que le passage du plus Yang de Yang (le Feu) au plus Yin de Yin (l'Eau) s'effectue au mieux.

14) Esprit

Le « PRO » ou PO, est lié à l'intelligence cellulaire instinctive. Là, se trouve une grande partie de la mémoire héréditaire et des douleurs psychiques accumulées au cours de l'existence.
Les Poumons disposent de données pour chaque situation et répondent immédiatement soit au stress, soit aux directives de la Conscience (YI = Terre, réflexion, rumination) ou de l'Inconscience (HOUN), notamment au travers des mécanismes glandulaire ou endocriniens, dont ils ont le contrôle.

15) Rêves

L'apparition d'objets blancs, de tueries, d'élévations dans les airs ou de visions d'objets en fer, s'associe aux Poumons. Les rêves liés au Gros Intestin se manifestent, quant à eux, sous forme de paysages ruraux, de champs.

Autres correspondances

Le **riz**, les **châtaignes**, les **oignons** ou la **viande de cheval** participent aux bases d'une alimentation équilibrée dans l'élément Métal.
Si les Poumons sont encombrés, il sera possible, parfois, de réduire la chaleur humide de la Terre, en diminuant le sucre et en tonifiant le Métal par l'absorption d'oignons.
Le chiffre **9** est également mis en relation. En numérologie, il représente la fin d'un cycle, le moment où l'on doit faire le point et "dégager'' ce qui ne convient plus afin de recommencer sainement un nouveau cycle.

La note de musique sera “**Shang**’’, une vibration qui fait tendre le Poumon vers un sentiment de rectitude et de justice.

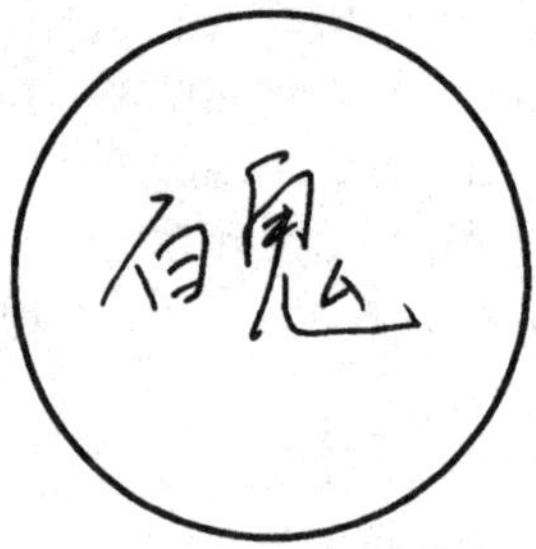

PO

L'EAU

Si l'Eau est avant tout l'élément de dissolution et de purification des Energies du Yin et du Yang, elle détient aussi, en elle-même, un véritable "potentiel énergétique" : si ce potentiel est faible, la plante ne peut pas avoir de racines, comme l'Homme ne peut pas avoir un esprit stable…
Ces ressources assurent également la résistance physique et permet la réalisation de tous nos projets sur terre, dans quelque domaine que ce soit.

L'Eau assure également la fluidité dans l'inertie. Elle n'en est pas pour autant morte car elle possède son propre mouvement dans le Yin en permettant, grâce à une lubrification, **la circulation des essences subtiles**. Dans le Yang, par contre, elle est à la **base des liquides d'excrétion** (salive, sueur, urine, morve, mucus, larmes) et de la circulation artérielle, en tant que "liquide en mouvement".
De la même manière, elle assure le transport des impuretés comme des éléments minéraux, indispensables à la structure osseuse et au psychisme.
La fluidité se retrouve aussi **dans nos mouvements vitaux** (physiques) ainsi que dans le **flux émotionnel et les idées**. Si un problème se présente, ces déplacements perdent de leur harmonie et la **Peur** fait son apparition.

La **purification** est le symbole de l'Eau : on dit toujours d'une Eau qu'elle doit être pure, fluide, claire, inodore et sans saveur particulière. Quand l'Eau devient stagnante, se dégrade, cela peut se traduire par la leucorrhée (pertes vaginales) que l'on voit très souvent chez une femme en pré-ménopause. De la même façon, on verra apparaître des oedèmes aux chevilles, des cystites ou des ménorragies, souvent dus à un déséquilibre de la fluidité de l'Eau.

A noter concernant les oedèmes : lorsqu'ils sont liés à un problème d'Eau, ils se caractérisent par le signe du « godet » (quand on appuie, il reste une marque) et par une peau d'orange (infiltration d'eau dans les tissus, très souvent au niveau des hanches). Par contre, s'ils sont liés à des problèmes de Rate, il y a stagnation du sang et leur couleur sera donc rouge-violacé.

Enfin, l'Eau se situe à la fin d'un cycle : il faudra passer par elle pour pouvoir renaître... C'est la raison pour laquelle elle assure également, auparavant, la **dissolution des Energies**.

Le flocon de neige symbolise l'Hiver : en recouvrant la terre, il créé une couche qui en protège les essences et permettront une renaissance au Printemps. Pour l'Homme, il est important, durant cette saison, de **conserver ses Energies** afin d'avoir les facultés nécessaires pour bien s'adapter au froid. Il faudra également se nourrir en conséquence, par l'apport de mets chauds et de qualité énergétique suffisante.

CORRESPONDANCES DE L'EAU :

1) Biorythmes

La Vessie (PANG KOUANG) a son pic d'activité entre 15h et 17h, les Reins (CHEN) entre 17h et 19h.
Lorsqu'une personne a un déséquilibre au niveau de l'Eau, elle peut, à ces heures, être fatiguée, dépressive, avoir des douleurs lombaires ou des pesanteurs physiques et mentales.

2) Orientation : le Nord

Les pièces d'une maison dirigées vers le nord sont toujours froides.

3) Climat : le Froid

Les personnes habitant dans les régions nordiques sont régulièrement mises à rude épreuve à cause du froid : elles rencontrent souvent des problèmes articulaires à traiter, notamment, par la moxibustion (utilisation des moxas).

4) Couleur : le Noir

Le noir est associé à l'Eau, comme le bleu profond des fonds marins (Cf. les cernes bleu-noir ou les « poches » sous les yeux, fréquentes lors d'abus sexuels, par exemple).

5) Saveur : le Salé

Trop de sel provoque soif et rétention d'eau dans les cellules, entraînant ainsi hypertension artérielle et oedèmes. Il est donc indispensable, dans ces cas là, de boire beaucoup d'eau (ce que font, d'ailleurs, de façon instinctive, toutes les personnes atteintes de ces troubles) afin de palier à ce déficit de liquide. Une surconsommation ou une insuffisance de sel dans l'alimentation peut être un signe d'altération de la fonction de l'Elément Eau.

6) Odeur : le Putride

Avant de renaître, il y a mort et putréfaction, l'Eau intervenant lors de ce dernier processus. Une odeur de pourri s'en dégage généralement. Mais n'oublions pas que de cette putréfaction jaillira aussi la vie au Printemps.

7) Son : le Gémissement monocorde

La personne de type Eau s'exprime d'une voix gémissante, monocorde, sans timbre particulier, comme si la vie s'en allait : elle est usée. Elle peut également émettre des grognements monocordes.

8) Viscères : les Reins (CHEN) et la Vessie (PANG KOUANG)

Les **Reins** (Yin) ont pour fonction de réguler l'eau dans l'organisme, de constituer une réserve du potentiel vital de l'individu. Il participe au fonctionnement du Foyer moyen (nourritures et liquides) et de l'estomac en particulier.
La **Vessie** (Yang) est l'associé direct de Chen : en tant que Yang des reins, elle participe à l'évaporation de l'eau.

9) Organes des sens : l'Oreille

L'oreille représente très souvent l'essentiel du corps humain, notamment en auriculothérapie, car sa forme nous rappelle celle du Rein.
Notons que, d'une part, le fœtus, durant sa vie embryonnaire, perçoit les sons, et, d'autre part, que l'oreille interne régule l'équilibre postural…

10) Manifestations physiques : les Organes génitaux, l'Urètre, les Cheveux, les Os et la Moelle osseuse

Les Reins (Chen) sont le support de la sexualité : l'Eau est indispensable aux spermatozoïdes et à l'ovule, ainsi qu'à la lubrification lors de l'acte sexuel. Les problèmes de frigidité et de stérilité sont très souvent liés à l'Elément Eau.

Les cheveux sont la manifestation la plus extérieure au corps. Il faut tenir compte de leur texture, de leur aspect, de leur fragilité, de leur croissance, de leur sécheresse et voir s'ils sont cassants ou fourchus. Bien des problèmes de calvitie sont liés à un déséquilibre de l'Elément Eau. Elément indispensable à la pousse de la végétation, il l'est aussi à la pousse capillaire. Par conséquent, une carence pourra provoquer le dessèchement et la chute des cheveux.
La mobilité, l'armature (les os), les dents, le crâne et la colonne vertébrale sont aussi régis par l'Eau. Ils puisent leurs Energies et leur résistance dans celle des Reins et de la Vessie. Lorsque la fonction de l'Eau ne se fait pas correctement, elle peut entraîner un phénomène de décalcification, fréquent chez la femme enceinte ou chez les personnes âgées.
En cas de dépressions accompagnées de troubles au niveau des jambes, il sera bon de tonifier l'Eau, renforçant ainsi le contenu de l'esprit.

11) Emotion : la Peur

Peur d'être dans des lieux élevés, peur de l'eau, de la foule, des gens, claustrophobie, peur de la mort, de la nouveauté, de l'expérience sexuelle : toutes ces phobies montrent un déséquilibre de l'Eau. Mais il n'y a pas que les grandes frayeurs qui soient concernées par ce déséquilibre : il peut également y avoir les sentiments de crainte, les sombres pressentiments, les inquiétudes sur la vie de tous les jours. Toutes ces connaissances nous amènent naturellement aux origines de l'aliénation mentale et du désir de suicide.
Plutôt que de « laisser couler », de laisser disparaître les évènements, certains s'accrochent aux pensées qui les tracassent. Lorsque l'Energie circule normalement, notre vie s'écoule comme le cours d'eau; si elle circule mal, la vie

ressemble à un cauchemar : c'est l'immersion, la noyade dans le désespoir.
La peur est une émotion, un sentiment, qui se cache : aussi est-il parfois difficile de la déceler chez le patient.
Mais, ne confondons pas peur et manque d'audace qui, lui, est dû à une atteinte de la Vésicule Biliaire.

12) Sécrétion : la Salive (l'élocution)

La salive sert à humidifier la bouche lorsque nous parlons. Elle permet également l'imprégnation du bol alimentaire pour une meilleure assimilation.

13) Faculté : la Force de volonté, l'Ambition (= Tche)

Les désirs s'enracinent grâce à cette force. Lorsque le Tche est vigoureux, l'être laisse des "racines" derrière lui; s'il est faible, sa vie est une suite d'entreprises inachevées. Sens de la décision, force de caractère, sont les bases de cet Elément. Le Tche est la force animant les trois sections du psychisme : I (Réflexion, Terre) – HOUN (Inconscient, Printemps) – PRO (Conscient, Automne), qui permettrons à CHEN (Volonté, Reins, Hiver) de se manifester. Il est important de noter que les Reins sont liés au Feu de MING MEN (Porte de la Vie), situé entre L2 et L3 (voir planche p.112).

14) Esprit

Le moment de l'hibernation apporte au TCHE la **volonté** créatrice de reproduction. Il est le lieu de la mort permettant la renaissance au Printemps, de la même façon que le jour s'éteint au crépuscule pour renaître à l'aube.

15) Rêves

Un déséquilibre de l'Elément Eau provoque des rêves de mers ou de lacs, de bateaux ou de noyades, souvent accompagnés de grandes frayeurs.
Rêver d'être au bord d'un abîme est aussi un signe de vide des Reins, alors que rêver de promenades et d'excursions sera le signe d'un vide de la Vessie.

Autres correspondances

Les **dattes**, les **haricots**, les **poireaux**, la **viande de porc** et le **poisson** participent aux bases d'une alimentation équilibrée dans l'élément Eau.
Comme l'Eau, la matrice, le chiffre **6** est le point de départ de toute volonté créatrice. Il symbolise les 3 conditions de vie dans leur dualité liée à l'origine (Yin-Yang).
La note de musique est "**Yu**" . Le son du luth à 25 cordes, celui qui émeut les Reins pour que les hommes restent dans l'ordre, aiment la sagesse et les rites…
Ainsi devrait être la vie et la fonction de l'Elément Eau…

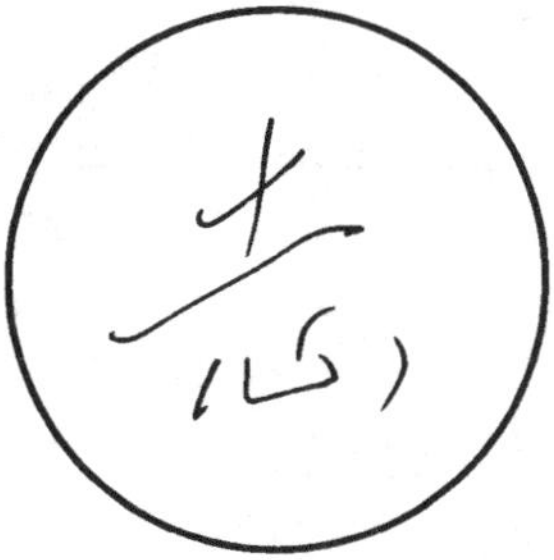

TCHE

LA TERRE

Elle est avant tout le sol que nous foulons, la référence à partir de laquelle nous établissons la relation avec l'univers. La Terre est notre mère, qui nous offre tous ses biens : nourriture, "support'' et vie. Elle est la **matrice**, le **lieu d'où tout naît et où tout retourne**...

Comme nous le révèle les textes les plus anciens, il se situe **au centre des Cinq QI**. Une position qui lui permet d'être à la fois **en relation avec tous les autres éléments, mais aussi de les engendrer**. Un **lien infini**, à l'image de l'arbre dont les racines vont chercher leur énergie au plus profond de la Terre : s'il est bien enraciné, l'arbre donnera de belles branches, du feuillage et des bourgeons au Printemps, puis des fruits en Eté. En Automne, feuilles, noyaux et pépins tomberont au sol avant de former l'humus nécessaire pour protéger et nourrir cette même Terre durant la période Hivernale. Ainsi, au Printemps suivant tout pourra renaître.

De la même façon : l'Eau est filtrée par la Terre, le Métal, lui, en est extrait, tout comme le Feu des volcans dont le magma se trouve en son cœur.

De ses cycles dépendent aussi la vie : rythme biologique, qui dure 24h et nous fait vivre l'alternance jour-nuit; cycle saisonnier, qui nous fait passer d'une saison à l'autre; cycle lunaire, avec ses jours de pleine lune qui ne sont pas sans influence sur notre organisme, etc.

Elle nous donne un rythme de vie, un **équilibre** : être bien dans sa peau, bien intégré, sans obsession, sans souci. « Avoir les pieds sur terre » est une « in-terre-action » entre le ciel et la terre.

Lorsque l'Elément Terre est perturbé (travail de nuit, changements d'heures, vie sociale et professionnelle troublées

par des cogitations, trop de réflexions, etc.), il est facile d'imaginer ce qui peut se passer : ulcères, anorexie, indigestion, obésité, vomissements, hyperacidité, etc. Tous ces troubles évoquent une pathologie de l'Elément Terre.
Pour simplifier : tout ce qui est en **relation avec l'absorption, la transformation et le processus alimentaire** est en relation avec l'Elément Terre.

A tous ces dysfonctionnements, on peut également rajouter des déséquilibres, tant physique que psychique : troubles de menstruations (aménorrhées, dysménorrhées), du sommeil, de la respiration, des pensées ou de la coordination des mouvements, nervosité, sauts d'humeur, agressivité, instabilité, impression de ne pas avoir les pieds sur terre, sentiments de solitude, d'être déconnecté ou en insécurité, impression d'avoir perdu ses repères ou d'être dépendant des autres...

On retrouve également l'importance de la graine qui a été semée, lors de l'attente d'un enfant. La future maman (Terre-Mère) doit alors bien se nourrir pour que son bébé ait toutes les chances d'avoir une bonne énergie ancestrale, un bon système immunitaire et une forte vitalité.

CORRESPONDANCES DE L'ELEMENT TERRE :

1) Biorythmes

L'activité maximale de l'Estomac (WEI) se situant entre 7h et 9h, c'est à ce moment qu'il faut prendre un maximum de forces, afin que la Rate (PI) puisse les distribuer ensuite à l'ensemble de l'organisme lors de son pic d'activité de 9h à 11h.

Chaque fin de saison donne naissance à une transformation, à une mutation et cède le passage à un autre cycle : c'est l'**in-terre-saison**.

2) Orientation : le Centre

Selon la tradition chinoise, les deux forces - Ciel et Terre - sont le support de l'élaboration, de l'achèvement, de la nature et de son environnement. La Terre est le centre de la création, à partir duquel se trouve l'équilibre.
Il faudra, lors de l'examen, prendre le pouls ombilical pour voir si la personne est bien centrée.

3) Climat : l'Humidité

Le climat influence la vie, en bien ou en mal. La plupart du temps, lorsque les changements ne sont pas excessifs, les personnes s'adaptent automatiquement aux conditions dans lesquelles elles vivent. Dans le cas contraire, des traumatismes (physiques comme psychiques) peuvent survenir.
Une personne qui ne supporte pas l'humidité ou la sécheresse nous apporte des informations sur l'Elément Terre.

4) Couleur : le Jaune

Dans le teint d'une personne équilibrée, toutes les couleurs sont représentées de manière harmonieuse. L'absence ou la présence de la couleur jaune au niveau du visage d'un patient est le signe d'un déséquilibre de l'élément Terre.

5) Saveur : le Doux-sucré

Pour la plupart des gens, l'envie de grignoter (lors de stress, périodes de solitude ou de réflexion, etc.) se portera sur des friandises, de la pâtisserie ou un morceau de chocolat.
Un problème ayant pour origine l'élément Terre, pourra donner lieu à des maladies comme le diabète, l'hyperglycémie ou l'hypoglycémie.
Les textes anciens disent que, si la saveur sucrée tient une place trop importante dans l'alimentation, les os sont douloureux et les cheveux tombent plus facilement.

6) Odeur : Douce–agréable

Lorsqu'il y a harmonie, l'odeur est parfumée, douce. Une personne en déséquilibre de l'élément Terre, n'aura plus le sens du "bon goût''. Elle penchera alors soit dans l'excès (parfums en abondance, "boulimie''), soit dans le vide (absence de toute note parfumée, "anorexie'').

7) Son : le Chant

Chaque langue, chaque parole est un chant, un son subtil mais distinct, qui peut être mélodieux, monocorde ou encore chantant.

8) Viscères : la Rate (PI) – l'Estomac (WEI)

La **Rate** (Yin) est à la fois la source des cinq autres Eléments et à la base des cinq viscères : elle répartie et transporte les liquides, et donc l'Energie. C'est le « carrefour » chargé de la distribution entre le Ciel et la Terre.

L’Homme est le produit de trois centres réunis en un seul :

- le Centre Créateur : SHEN, la Conscience (C/IG)
- le Centre Mobilisateur et distributeur : YI, la Terre (Rte/E)
- le Centre Récepteur : TCHE, l’Energie-racine (R/V)

Si cette distribution est mal effectuée, ce sont donc les idées (Rte/E) mais aussi les liquides (sang pour le C/IG et lymphe pour le R/V) qui seront mal répartis. Cela pourra provoquer des problèmes tels que oedèmes, mauvais drainage lymphatique ou soucis.
L’**Estomac** (Yang) est le silo chargé de stocker l’Energie nutritive, le bol alimentaire qui engendre les cinq saveurs. Toute la “force vivifiante’’ se dirige donc vers lui pour être intégrée et amenée à terme avant d’être transmise à la Rate. C’est l’un des Eléments les plus importants de la relation corps-esprit. En effet, aucune Energie ne résulte de l’absorption d’aliments si celle-ci ne s’est pas faite correctement. Il peut alors y avoir asthénie ou léthargie. Diverses expressions illustrent, d’ailleurs, les problèmes liés à une difficulté de la fonction WEI : « on ne va pas me faire avaler çà » - « je suis estomaqué ».

9) Organes des sens : la Bouche

Tout ce que nous mangeons passe par la bouche. C’est pourquoi il serait préférable de n’absorber que des mets purs et de bonne qualité, tout comme nous ne devrions respirer qu’un air sain.
Se nourrir de façon équilibrée est une condition importante à respecter pour rester en équilibre.
Tout ce qui contribue à « fabriquer » notre corps passe par la bouche. Nombreuses sont les maladies aggravées par une mauvaise alimentation et une respiration déficiente.

Bien des maux de bouche (apparition d'aphtes) ou de gorge sont dus à un déséquilibre de la Terre. Mais ce déséquilibre peut également apparaître au niveau des lèvres (herpès, gerçures), reflétant alors l'état de WEI-Estomac et celui de PI-Rate.

10) Manifestation physique : la Chair

Chaque personne a une forme physique qui lui est donnée par la chair dont PI, la Rate, est à l'origine. C'est elle qui lui apportera sa tonicité, sa texture.
Mais, il ne faut pas confondre la peau (Métal), les muscles (Bois) et la chair qui, elle, est constituée de l'ensemble des tissus nerveux, sanguin, conjonctif, musculaire et adipeux.
Les problèmes d'obésité (culotte de cheval, cellulite) seront donc rattachés à la Terre.
Pour savoir si une personne a une bonne énergie Terre, on prendra la température de la chair.
« Souffrir dans sa chair » est une expression que vous pourrez aussi entendre chez certains patients…

11) Emotion : les Soucis, les pensées

Les pensées excessives démontrent un mal être, une mauvaise connaissance de soi et, par extension, une accumulation de frustrations qui se transforment en soucis.
La Terre est le lieu de la compassion, de l'engendrement, de l'échange et du partage. Toutes les émotions sont bonnes, dès l'instant où elles ne se manifestent pas dans l'excès.
Le déséquilibre peut se manifester de diverses manières : besoin d'attirer l'attention d'autrui pour s'en attacher la sympathie (« je veux que l'on m'aime »), ou bien se réfugier dans des envies de sucré.

La santé résulte de l'équilibre des besoins, des émotions et des pensées. L'idéal passe ainsi, d'abord, par la connaissance de Soi.

12) Sécrétion : la Bave (déglutition)

Un excès ou une insuffisance de bave, des difficultés à déglutir, sont généralement provoqués par un disfonctionnement de l'Elément Terre.
Si la bave ne s'écoule pas convenablement, la digestion des aliments ne se fera pas correctement non plus. En effet, c'est la bave qui permet l'humidification de la bouche et donc la déglutition.
<u>A noter</u> : la tradition donne deux sortes de liquides :

- la bave YEN : due à PI (la Rate), c'est à dire la bave de la digestion et assimilation.
- la salive TRAO : due à CHEN (les Reins), c'est-à-dire du verbe, de l'élocution et des paroles claires.

13) Faculté : la Pensée

La pensée est positive dès l'instant où elle permet de construire. Par contre, trop de rumination peut entretenir le souvenir d'un évènement et empêcher les personnes de vivre le moment présent. L'élément Terre est là pour transformer et faire "décanter'' les éléments du psychisme fournis par les autres saisons.

14) Esprit

Le I ou YI, représente la fonction mentale de la Terre. C'est le Premier Ministre de SHEN (Conscience), l'analyseur psychique conscient qui permettra une classification et une

mémorisation des faits vécus. Toutes les images de notre environnement, toutes les sensations perçues durant notre existence, sont mémorisées par le YI. La Conscience puisera donc dans ces informations pour réaliser une action en fonction de toutes les "données" ou expériences du passé.
L'Elément Terre représentant la mémoire des faits passés, toutes les frustrations qui n'auront pas été "éliminées" de l'esprit et donc du corps, empêcheront YI de fonctionner normalement.
Lorsque l'énergie du YI est atteinte, cela donnera lieu à des ruminations, des obsessions ou des fixations, ainsi qu'à une incapacité à étudier par manque de concentration, de réflexion ou de mémorisation. Par contre, une bonne énergie de l'élément Terre donnera des facultés de compréhension, d'analyse, de mémorisation et d'imagination.

15) Les rêves

Ils peuvent se manifester par des situations de sécheresse (lorsque la personne ne s'est pas suffisamment alimentée ou hydratée), par des constructions de murs ou d'immeubles, par le fait de jouer de la musique ou de chanter, par des difficultés à lever notre corps, ou, enfin, par des apparitions de collines, de marécages ou de maisons en ruines.

Autres correspondances

Le **millet**, les **abricots**, la **viande bœuf**, la **ciboulette et l'échalote** participent aux bases d'une alimentation équilibrée dans l'élément Terre. Associer ces aliments à ceux des autres Eléments constitue un bon régime alimentaire.
Le **5** est le chiffre de la Terre, c'est le lieu de vie qui décrit l'ordre de création des quatre éléments (soit 4 + 1). Il est le pivot, le centre.

La note de musique en correspondance est “**Kong**‘’, le son du tambour qui émeut la Rate et fait tendre l’homme vers la sainteté, le rendant doux et tolérant.

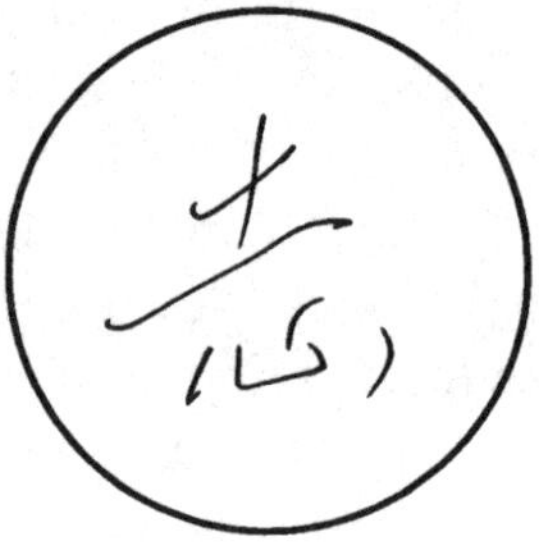

YI

LES MERIDIENS ET POULS CHINOIS

D'après les différentes explications des 5 QI et le mode de fonctionnement de ces Eléments, on peut imaginer le corps comme un réseau énergétique ou électrique, à travers lequel circule une Energie en relation naturelle avec les organes, les entrailles et les fonctions.
Selon le principe de la MTC, il est souhaitable de bien intégrer le fait que **c'est la fonction qui fait l'organe**.
Un exemple : si l'on ôte la vésicule biliaire à une personne, alors que la cause du mal n'a pas été identifiée. On constatera alors que des manifestations désagréables persisteront et que le pouls chinois (qui permet de mesurer l'Energie du méridien de la VB), manifestera toujours la présence de cette Energie.
Il en est de même pour tous les autres méridiens.
<u>NB</u> : Nous n'aborderons pas, dans cet ouvrage, le principe des pouls chinois, car il serait présomptueux d'apprendre une telle science sans pratique.

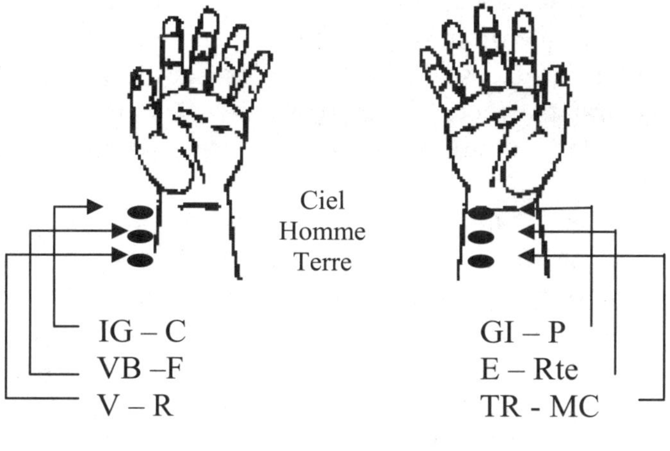

Figure 5

LE YIN ET LE YANG

En électricité, comme dans l'univers et sur Terre, il existe deux polarités opposées : le positif et le négatif. En Médecine Traditionnelle Chinoise, **le Yang est positif et le Yin négatif**. Tout se base sur ces deux éléments essentiels.
Une personne ne peut être en bonne santé sans cet équilibre entre le Yin et le Yang.
Les **valeurs Yang** sont le ciel, l'homme, le soleil, la lumière, la chaleur, l'activité, une contracture musculaire, etc. Par opposition, en "**Yin**'', on trouvera la terre, la femme, la lune, l'ombre, le froid, le repos ou un muscle mou.
Pour équilibrer l'Energie dans le corps, il faut soit tonifier, soit disperser. Pour cela, il existe différentes techniques en Médecine Traditionnelle Chinoise.

Dans l'organisme, tout est en relation constante et tout n'est qu'échange : l'interne avec l'externe, les organes avec les entrailles, le haut avec le bas, l'avant avec l'arrière.
Lors de la pratique du massage, le thérapeute interviendra donc à différents niveaux : sur la peau, sur les muscles, à travers les différents trajets énergétiques (méridiens), sur le système circulatoire, les entrailles, les organes, la lymphe et sur le psychisme.
Pour contrôler l'état de bonne santé d'une personne, le thérapeute pourra avoir recours à différents moyens de diagnostic comme les pouls, la couleur du teint, l'aspect des yeux, de la langue et l'interrogatoire. Les indications recueillies lui permettront, alors, de connaître le type d'algie (douleur) dont souffre le patient, c'est-à-dire s'il s'agit du type « vide » ou « plénitude » de Yin ou de Yang et de quel Elément.
A noter : un bon thérapeute pourra lire n'importe quel dysfonctionnement sur le corps.

Dans tous les cas, et quelque soit le trouble, il faudra réharmoniser le rapport entre le Yin et le Yang, car l'un ne peut exister sans l'autre. C'est **un échange perpétuel** entre eux, une **véritable interaction** (Cf. le signe du Tao). C'est ainsi que les muscles pourront être Yin par rapport à la peau (considérée comme Yang, car plus extérieure), mais Yang par rapport aux os, plus profondément "ancrés" dans le corps.
L'image des nuages peut servir d'exemple : plus le nuage (élément entre le soleil -Yang et la terre -Yin) est épais, moins la clarté solaire nous parviendra et plus l'atmosphère sera humide, froide et donc Yin. Les différentes couches du corps sont, en quelque sorte, ces nuages…
Mais attention, **l'excès de Yang peut se transformer en Yin** : s'il fait trop chaud (Yang), nous seront pris d'une envie de faire la sieste, de nous mettre au repos (Yin). **L'excès de Yin peut également se transformer en Yang** : un très grand froid (Yin) peut provoquer des brûlures (Yang).

Il existe **deux sortes de méridiens** : les méridiens Yin et les méridiens Yang.
<u>Les méridiens YIN sont ceux de</u> :
Rein – Foie – Rate – Maître Cœur – Cœur - Poumon
<u>Les méridiens YANG sont ceux de</u> :
Vessie – Vésicule Biliaire – Estomac – Trois Réchauffeurs – Intestin Grêle – Gros Intestin

Leur emplacement sur le corps est représentatif de leur qualité : **l'intérieur** des membres inférieurs et supérieurs **est Yin**, alors que **l'extérieur est Yang**.

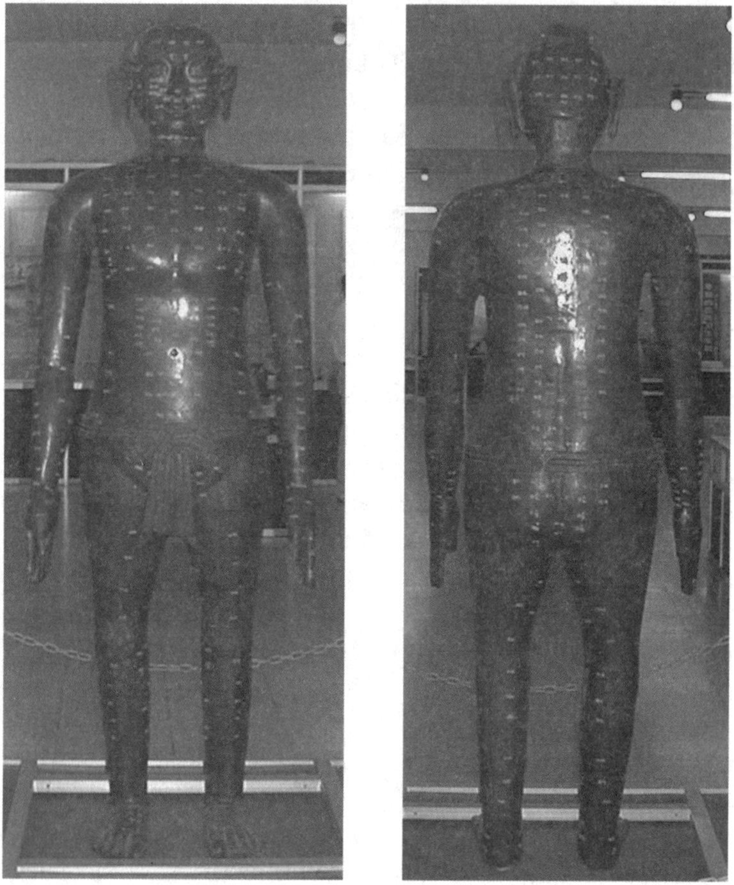

Figure 6 : LES MERIDIENS

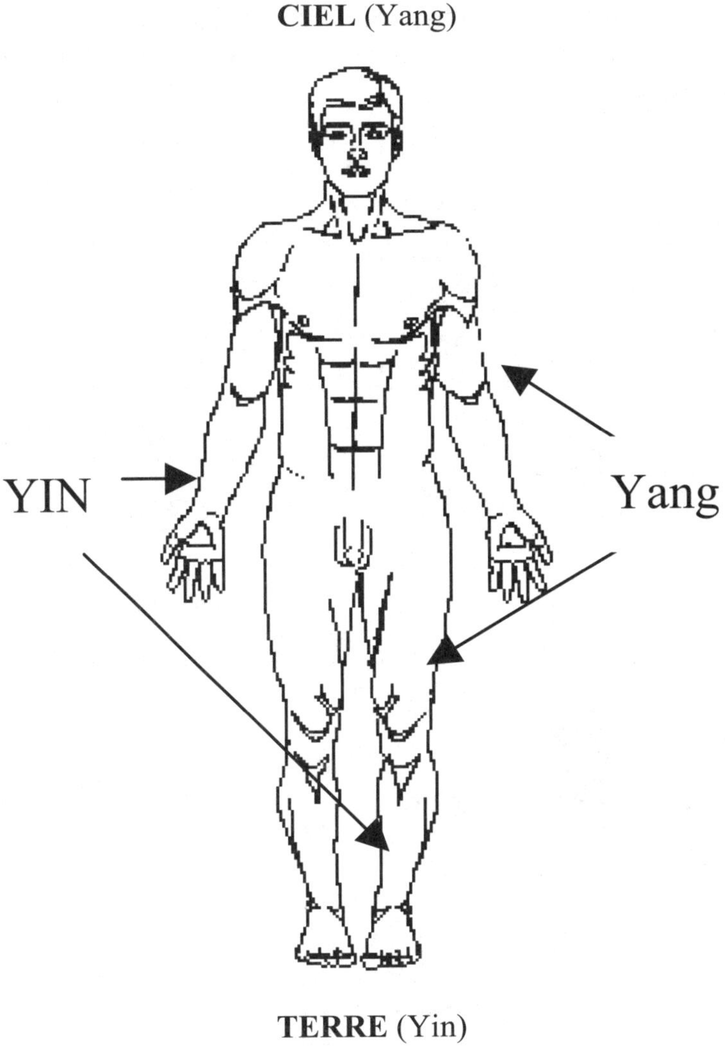

Figure 7 : LE YIN ET LE YANG

Rajoutons qu'il existe deux méridiens uniques : le **TOU-MO** (Yang), situé dans le dos, et le **JEN-MO** (Yin), situé sur le devant du corps.

CIEL (Yang)

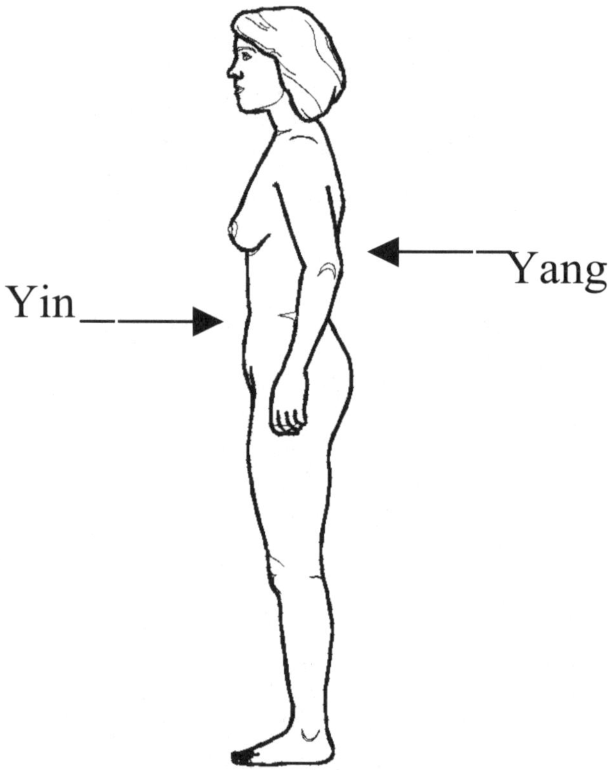

TERRE (Yin)

Figure 8

CHAPITRE 2

LECTURE SUR LE CORPS

A partir de ces connaissances, il est possible de réfléchir sur les causes des maux ou des mauvaises attitudes physiques que peuvent avoir certaines personnes.

Comme on l'a vu ultérieurement, dans sa globalité, le YIN signifie « ce qu'il y a de féminin » : la lune, la femme, la sensibilité, l'intuition, la terre. De même, le YANG représente l'homme, le ciel, le soleil, le matériel, l'argent, le travail.

Grâce à la connaissance des symptômes, mais aussi à la localisation des problèmes sur le corps d'une personne, il sera possible de lui expliquer pourquoi et comment ses douleurs psychiques ont pu engendrer ses maux.

LES PIEDS

Les pieds sont nos racines car, tel un arbre, un Homme a ses racines ancrées au plus profond de la terre (voir figure 9).
Le mot « racine » signifie : ancrage, passé, nourriture ou héritage, tant sur le plan génétique que psychologique. Si une personne a des entorses ou des foulures à répétition, la "lésion" psychologique sera au plus près de la Terre et donc Yin. On questionnera alors le patient sur sa relation avec ses parents et grands-parents, voire les éventuelles ruptures subies par les générations passées. Mais se tordre le pied ou la cheville peut aussi révéler un "détournement"... : « Faire une entorse à la loi, au mariage », « détourner la loi », « sortir des sentiers battus » ou « sortir du droit chemin ».

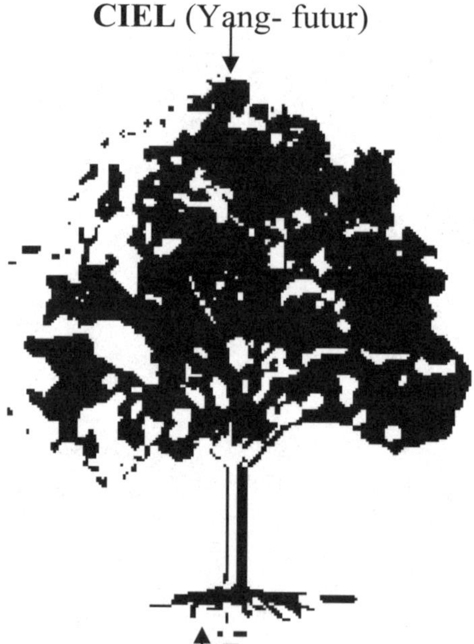

Figure 9

De la même façon, un enfant doté d'une malformation de la cheville ou du pied à la naissance, récupère le patrimoine, non seulement de ses parents, mais également de ses grands-parents et/ou de ses ancêtres.
Un jour, une personne me montre la photographie d'un bébé, dont les pieds sont tournés vers l'intérieur. Elle me questionne, m'interroge sur ce problème et me demande mon avis. Ma première question est : « l'enfant a-t-il été séparé de ses parents ? ». Réponse négative. Ce n'est qu'après un questionnaire plus approfondi que j'ai pu trouver une explication à ce problème : depuis deux générations, les grands-parents élevaient leurs petits-enfants. Ceux-ci n'avaient donc jamais eu réellement de parents directs.
Ces "racines" vont, malgré tout, avoir une influence sur le vécu et le comportement de chacun. Il semble évident que cet enfant aux pieds "en dedans" a peur de naître mais aussi, et surtout, de ne pas être élevé par ses parents. Par ce "repli", son corps traduit cette peur de ne pouvoir marcher ou grandir sans le soutien parental, il réanime cette mémoire du passé. L'enfant aura donc besoin, dans un premier temps, d'une grande attention afin d'être rassuré, puis, dans un second temps, d'apprendre à marcher seul, afin de pouvoir trouver ses propres repères.
Cette mémoire du corps, ancrée à un niveau subtil, reste donc toujours active et sensible. On peut parler de mémoire génétique, de mémoire cellulaire ou d'ADN... Quoi qu'il en soit, une, voire deux ou trois générations plus tard, le traumatisme, mal vécu, peut réapparaître.

Voir les origines de manifestations physiques ou psychiques dans des phénomènes antérieurs, interpelle, certes. Mais il ne s'agit pas, là, de réincarnation, simplement d'un passé mémorisé par le corps, réactivé avec un décalage dans le temps.

Ce temps, il faut l'imaginer dans le cosmos : sa durée, à l'échelle humaine (liée, pour une grande part, à notre ressentit, positif ou négatif), n'a rien a voir avec celle qui est en rapport avec l'univers.
Nous sommes dans l'espace un peu comme un papillon qui ne vit que 24 heures : éphémères, avec une notion différente du temps.

On naît ainsi avec un "potentiel génétique", essence de plusieurs générations, qu'il faudra apprendre à connaître pour comprendre les raisons de l'altération de certains fonctionnements organiques.
On peut voir, par exemple, que certaines femmes ayant fait des fausses couches spontanées, n'ont jamais su qu'elles étaient enceintes : simplement, ce n'était sans doute pas le moment pour elles de créer, de se reproduire (psychologiquement ou physiologiquement, elles n'étaient sans doute pas réellement prêtes). Pour chaque cas, il faudra alors tenter de "voir plus loin" pour saisir les raisons de ce blocage, de ce décalage avec "leur" temps.

Ce principe de reproduction, nous l'avons déjà évoqué avec celui de l'Arbre qui, en fin de saison, laisse tomber ses graines sur le sol. Nous y mettons peut-être toute notre âme et notre Amour, mais, selon le lieu où ces semences tomberont, certaines auront la possibilité de pousser et d'autres ne pourront jamais croître pour transmettre la vie. Le reste, enfin, pourra éventuellement proliférer, mais avec une vitalité chancelante, demandant plus d'attention et ayant du mal à donner de beaux fruits ou de belles fleurs.
Il en est de même chez l'Homme : tout dépendra de l'énergie du géniteur et de celle de la terre-Mère. Ainsi, certaines personnes bénéficieront d'un grand dynamisme toute leur vie, alors que d'autres, moins "énergiques", auront toujours de

petits problèmes de santé (ce qui ne les empêchera pas de vivre longtemps).

Chacun d'entre nous a son propre temps, présent au quotidien à travers ce que nous réalisons. Malheureusement, trop souvent, nous n'en prenons pas conscience….

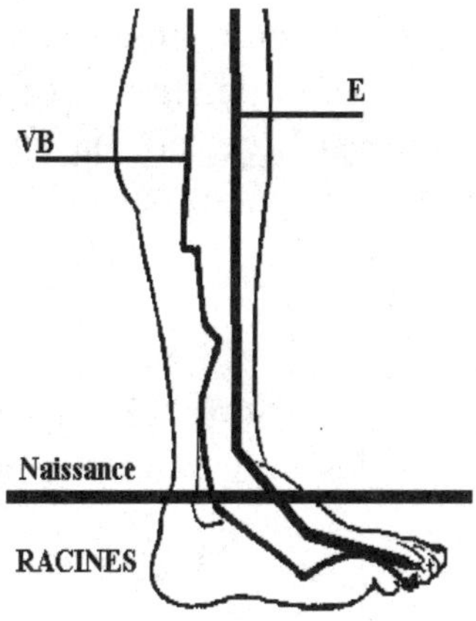

LES JAMBES

Elles sont également un lieu de mémorisation très important. Les figures 10 et 11 présentent les méridiens de la Vésicule Biliaire et de l'Estomac, situés entre le tibia et le péroné.

Symboliquement, l'**Estomac** a la capacité de digérer les aliments, mais également les évènements négatifs ou tristement marquants de notre vie. Néanmoins, si ceux-ci ont fait l'objet d'une réelle acceptation, aucune meurtrissure n'apparaîtra lors de la "lecture'' faite sur cette partie du corps.
La **Vésicule Biliaire** est liée au passage à l'acte ou aux hésitations : tout ce que les personnes auraient pu faire et n'ont pas exécutées va venir se somatiser sous une forme bien particulière à ce niveau.

Ainsi, une bonne partie de notre vie se resitue sur chacun de ces deux méridiens, à des endroits bien précis, selon l'âge de l'individu observé.

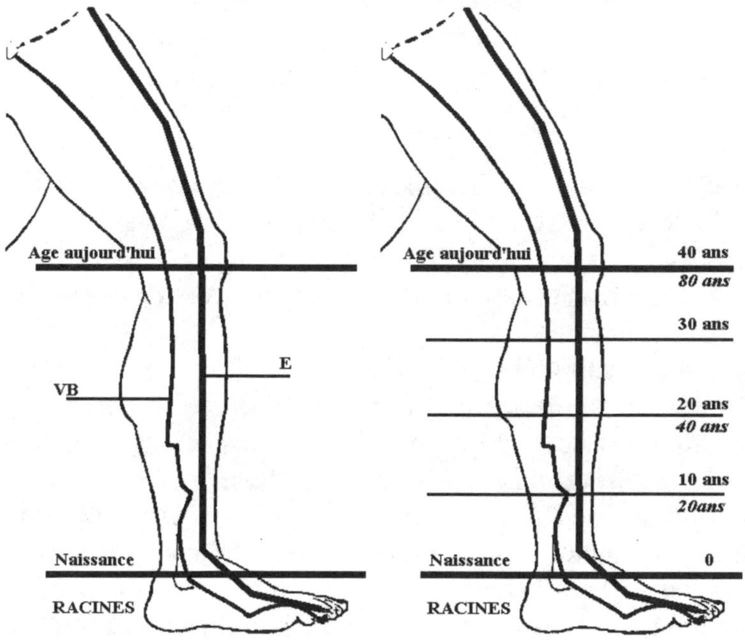

Figures 10 et 11

La figure 10 montre les trajets des méridiens de la Vésicule Biliaire et de l'Estomac (Yang, donc à l'extérieur de la jambe).
La figure 11 permet le repérage des différentes périodes de notre vie, de la naissance (chevilles) à l'âge du patient (genoux).
Si, au toucher ascendant de chacun de ces deux méridiens, apparaissent des zones plus marquées, on peut les interpréter soit comme des hésitations, soit comme des évènements non acceptés.
Comment ressentir cela ?
En tenant compte de la tonicité des muscles, des reliefs qui peuvent être perçus : les « creux » et les « bosses » sont comme des « cicatrices » de faits vécus à différentes périodes de vie.

Rappelons, pour affiner cette “lecture’’, que le côté droit (pour soi) représente le Yang (en relation avec le matériel, le masculin) et le côté gauche le Yin (en relation avec la sensibilité, le féminin).

Les mémoires sont là. Depuis quand ? Pourquoi ? A quoi cela peut-il servir ? Comment ces mémoires ont-elles pu se matérialiser de manière aussi évidente ?
Autant d’interrogations auxquelles on peut essayer d’apporter un éclaircissement.
En fait, tout vient de notre ESPRIT.
Notre cerveau enregistre tout : il est formé, d’une manière symbolique, d’une multitude de “petites cases’’ qui vont mémoriser tout ce qui se passe au quotidien.
Si les évènements positifs vont stimuler les endorphines (substances euphorisantes responsables du plaisir, secrétées par et dans le cerveau), tout ce qui sera mal vécu, donc négatif, engendrera, par son action sur l’hypothalamus puis sur l’hypophyse, des secrétions hormonales.
Ces hormones hypophysaires ont une action, entre autres, sur les glandes surrénales : en les stimulant, elles déclenchent une montée d’adrénaline bénéfique (en faible quantité) pour stimuler notre organisme et lui permettre de se protéger. C’est le cas lors de compétitions ou de dangers, par exemple.

Lors de l’exécution d’actes “positifs’’, le surplus d’adrénaline sera évacué simplement, ce qui ne sera pas le cas pour des évènements vécus négativement. En effet, sous le coup d’un stress, la sécrétion d’adrénaline provoquera des contractions musculaires, au niveau du cœur (qui s’accélèrera) et des muscles du dos le plus souvent. Ainsi, des tensions ou des douleurs pourront apparaître sur ces zones de tensions et de blocages (dos, ventre, membres inférieurs…).

En ce qui concerne le trajet situé entre tibia et péroné, les douleurs sont rares mais les manifestations du passé peuvent, malgré tout, empêcher l'exécution de projets ou des réalisations quotidiennes : si le passé est vraiment trop lourd, par exemple, il se peut que les jambes le soient aussi, voire enflées.

Ce qui est intéressant à ce niveau de perception, c'est de remarquer que, en fonction de l'âge, les évènements se resituent et se déplacent.
Prenons l'exemple présenté sur la figure 11 : un sujet de 40 ans présente un problème mémorisé à l'âge de 10 ans. Cette mémoire persistera, mais se déplacera vers le haut, en fonction de sa durée de vie.

Les marques du passé peuvent toutefois disparaître lorsque la personne a réellement accepté ses traumatismes. Je dis bien "réellement accepter", car il restera toujours impossible d'effacer de la mémoire le décès d'un proche, un accident grave ou les horreurs d'une guerre, et ce quelle que soit la thérapie.

Lors du massage, le thérapeute pourra donc apporter un éclaircissement, une explication, sur le vécu du patient, l'aidant ainsi à comprendre et à « digérer » les accidents du destin afin d'avancer plus librement dans sa vie.
Cet accompagnement psychologique se couplant à l'action du massage, qui libérera le réseau énergétique des lourdeurs physiques figées sur les muscles et les méridiens, facilitera la disparition de toutes manifestations, physiques et psychiques.

LES GENOUX

Comme toute articulation au niveau du corps, le genou est un carrefour important : c'est là que passent l'artère fémorale, le nerf sciatique, ainsi que la lymphe, la synovie et les bourses séreuses.
Même si un genou semble gros, le passage qui permet à tous ces éléments de circuler est étroit.
A tout cela, il faut ajouter les six méridiens (Foie, Vésicule Biliaire, Rate, Estomac, Rein et Vessie), multipliant ainsi les risques de lésions qui peuvent s'y présenter.

Le genou peut être comparé à un amortisseur de voiture : il est plus facile de se déplacer sur une route dont le revêtement est de bonne qualité, que de rouler sur une route pavée. Lorsqu'une personne a eu une vie facile, il est rare qu'apparaissent des problèmes de genoux, car son passé aisé a ménagé ses « amortisseurs ».
Imaginons maintenant un individu dont la vie a été parsemée d'embûches, d'hésitations, de ruptures. Il aura des marques sur ses jambes et risque de voir apparaître, au niveau de ses genoux, des lésions pouvant provoquer chutes ou arthrose : ses articulations ont tout simplement été usées par un parcours difficile, par un chemin mal accepté.

Mais, les genoux sont également représentés comme le lieu du "Froid"; c'est pourquoi il n'est pas recommandé de mettre du "chaud" sur cette articulation. En effet, si la chaleur rassure et soulage les douleurs sur le moment (cela sous-entend également un confort psychologique), elle créée, par la suite, une vasodilatation accentuant de façon notable la pathologie.

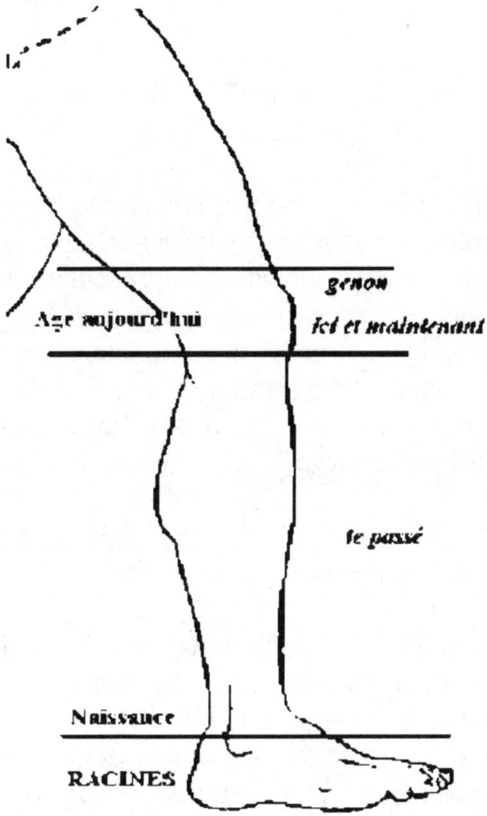
genou
Age aujourd'hui
Ici et maintenant
le passé
Naissance
RACINES

Figure 12

LES CUISSES

Les cuisses constituent, avec le dos, les zones les plus musclées et sollicitées, et donc, les plus susceptibles d'être marquées par les difficultés de la vie.
C'est sur cette partie du corps que seront stockés tous les évènements "bloquants" qui remontent du passé (comme les peurs ou les hésitations). Par cette représentation symbolique, elles auront une influence sur le "pas en avant", la prise de décision, le passage à l'acte ou bien encore le libre-arbitre. Aussi, plus il y aura eu de traumatismes ou plus une personne aura subi et surtout, attendu que quelqu'un décide ou agisse à sa place et plus la "charge" sera lourde, le pas ou le choix, difficile à faire.
On comprend alors, toute l'importance de garder une bonne souplesse et tonicité sur cette partie du corps.

Il est également intéressant de constater, sur la figure 13 qui suit, que dos et cuisses sont en correspondance opposée, de la même façon que le torse et l'arrière des membres inférieurs. Ainsi, on pourra parfois voir une douleur lombaire se manifester par des contractures au niveau des quadriceps. Il est bon de noter, pour élargir le diagnostic, que sur ces derniers passe le méridien de l'Estomac qui gère les émotions (ventre) et commande les membres inférieurs (l'impression de jambes qui se "dérobent" est souvent le fait d'un problème sur cette entrailles).

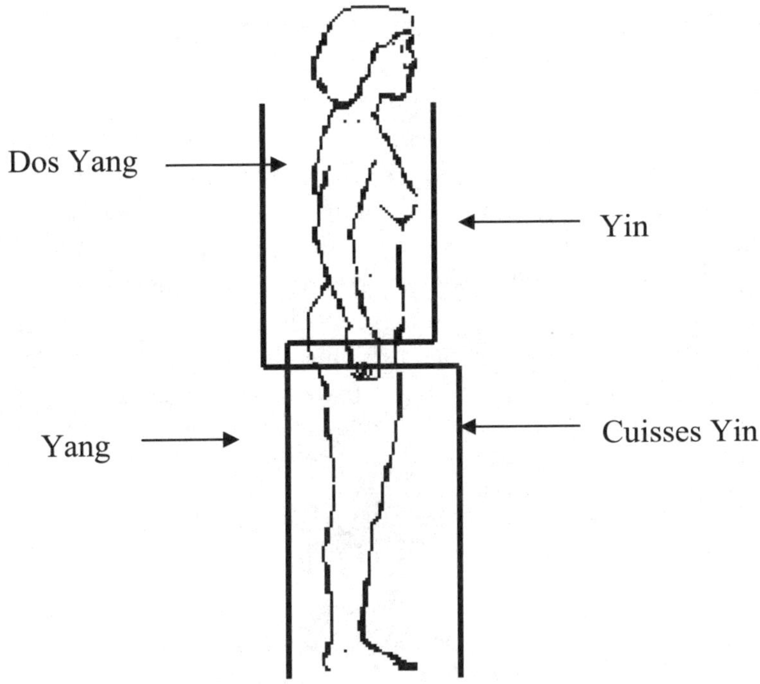

Figure 13

Ce dessin, représentant deux branches croisées, rappelle la Svastika, signe indien qui veut dire avoir le pouvoir ***pour*** *les autres.*

Mais d'autres aspects peuvent apparaître sur les cuisses, siège de trois mouvements : l'ouverture, la fermeture et le lever.
En effet, l'ouverture fait intervenir les adducteurs, muscles situés à l'intérieur de la cuisse. Ce mouvement pourra être limité si la personne a subi, dans le passé, un viol ou des gestes incestueux. Elle se sera alors contractée et gardera une mémoire rétractive, entraînant des tensions qui limiterons sa faculté à "s'ouvrir", tant sur le plan physique que

psychologique (rajoutons que cette zone se trouve très près du lieu de reproduction).
De la même façon, une personne ayant subie ce genre de traumatismes aura certainement beaucoup de difficultés à prendre la position dite du “Lotus” (figure 14). Cela pour des raisons, certes “physiques”, mais également psychologiques puisqu’en repliant les membres inférieurs sous le 1 Jen Mo (ou Chakra Racine), cette posture permet de bloquer le passé afin de s’engager dans le présent (énergie et respiration au niveau du ventre) pour mieux se projeter dans le futur (de la cage thoracique aux différents niveaux de conscience ou Ciel)…

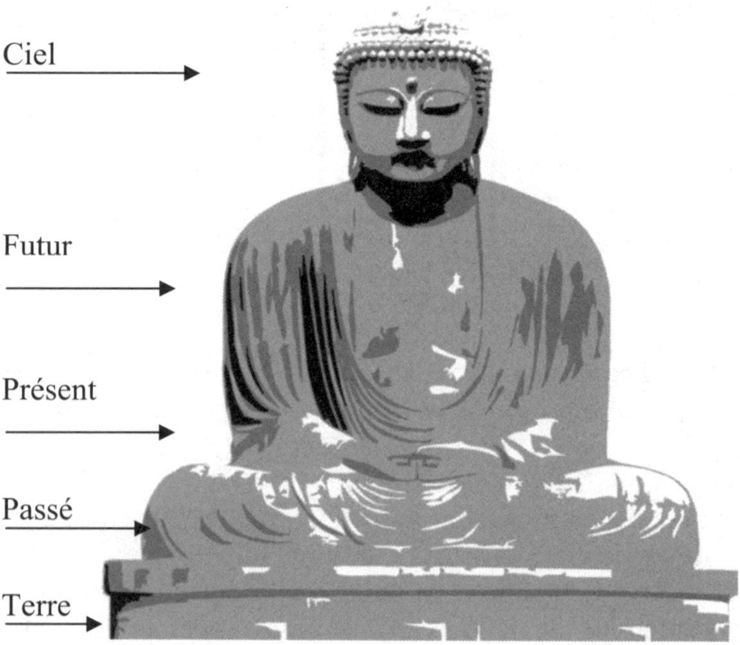

Figure 14

Un autre exercice consistera à ramener les cuisses sur le ventre. Ce mouvement simple pourra s'avérer pénible pour la personne qui n'aura pas « digéré son passé », puisqu'il s'agit ici, symboliquement, de ramener le vécu au « présent », symbolisé par le ventre.
Ces deux "tests" permettent au thérapeute de mettre en évidence certains blocages et, ainsi, d'aider le patient à les dépasser. Une aide importante, car la plupart de ces "victimes de leur histoire", passent par des périodes de déprimes ou de dépressions : trop obsédées par leurs souffrances, elles racontent toujours les mêmes histoires, les ressassent, les ruminent ne pouvant plus faire la moindre projection qui puisse leur permettre d'évoluer et d'avancer.

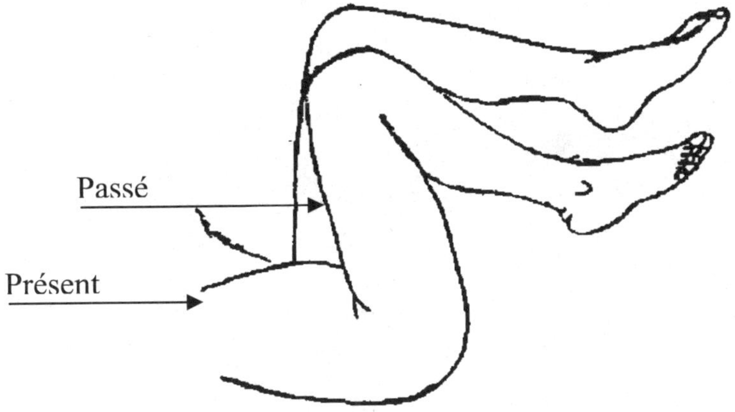

Figure 15

En Médecine Traditionnelle Chinoise, il est dit que, pour atteindre l'état de sérénité, il faut que le Yin prenne légèrement le dessus sur le Yang.
Mais si l'on parle souvent de rigidité, une trop grande ouverture, souplesse ou une hyperlaxité reflète également un problème. A l'inverse des premiers, ces patients auront tendance à tout accepter trop facilement, dans le seul but de se faire aimer de tous. Une attitude d'extrême consentement qui pourra les conduire, un jour, à des réactions souvent brutales.

"Accepter'' veut dire "ne pas subir malgré soi'', mais réaliser les choses de la vie de manière volontaire, en allant de l'avant, en réfléchissant à ce que nous disons et à ce que nous faisons. Il sera donc important, avant tout massages ou exercices d'assouplissement, d'accepter les situations qui auraient pu marquer le chemin écoulé. Dans le cas contraire, les résultats du traitement pourront être plus lents à venir.

LE BASSIN

Il est l'axe de la reproduction et de la sexualité, l'endroit le plus intime, avec celui de nos pensées. C'est aussi le lieu des excès, du défoulement ou, au contraire, de la privation. Mais, surtout, il est l'axe de la mutation et de l'espérance, de la réincarnation à travers celle ou celui à qui on donne la vie (l'enfant). Centre essentiel d'Energie, il nous est transmis, à la naissance, avec un "capital" qui nous servira pour toutes nos réalisations, comme la méditation, la prière, le travail, les tâches quotidiennes, etc.
Dire que nous naissons tous égaux n'est, malheureusement, pas exact. Il suffit de regarder autour de soi : vous trouverez, comme nous l'avons déjà évoqué en page 96, des personnes qui passeront les années sans tomber malades et d'autres qui attraperont le moindre virus.

Tel un réceptacle, le bassin nous permet de recevoir le passé, pour l'offrir au présent et le remplir d'espoir.
Beaucoup de couples, à l'heure actuelle, ne peuvent pas avoir d'enfants. Pourquoi ?
Faire un enfant, c'est se reproduire : comme l'Arbre, il y a un temps pour tout. Nous sommes entourés de quatre saisons. Chacune d'elles nous transmettant une Energie bien définie, avec une alimentation particulière, des températures et des végétations également différentes.
Or, aujourd'hui, la plupart des personnes travaillent avec un rythme de vie identique à chacune des saisons : elles épuisent donc ce capital de vie, transmis à la naissance, dans les trajets, le stress professionnel, les tensions dues à la peur du manque, etc.
Avoir un enfant est un événement fantastique, mais "programmer" d'avoir un bébé peut bloquer l'envie la plus

profonde. Mais il y a, malgré tout, des femmes qui enfantent, fort heureusement, sans la moindre difficulté. Ce qui prouve bien que nous sommes tous différents et que nous ne naissons pas égaux.

La peur vient du passé : elle est issue des punitions, du viol, de l'inceste, des guerres, de parents trop ou insuffisamment présents, d'accidents, etc. Malheureusement, c'est elle qui perturbe la sexualité, la reproduction et l'exploitation de l'Energie par celui qui la subit.
Si une femme enceinte vit une grande frayeur durant sa grossesse, le bébé la ressentira et pourra connaître, à son tour et tout au long de sa vie, des peurs dues à cet événement.
Bien souvent, ces peurs engendrent la colère et donc l'Energie du foie. Cela pourra entraîner des troubles tels que des réveils entre 1h et 3h du matin, des mastoses au niveau de la poitrine, des douleurs au moment de l'ovulation ou encore des oppressions.
Si, par contre, cette femme n'a pas enfanté, elle risquera de somatiser et de voir apparaître fibromes ou autres problèmes de la sphère uro-génitale.

Il est donc nécessaire d'évacuer ses colères, par la pratique d'un sport, par un drainage interne à l'aide de plantes appropriées ou d'autres thérapies encore.

Mais, le bassin peut également être affecté lors de mutations et de changements, qu'ils soient d'ordre professionnel ou affectif : un déménagement, une rupture, peuvent provoquer une sciatique ou un lumbago. Ce mal est significatif du passage d'une situation à une autre, d'une contrainte ou d'un événement mal ou non-accepté. Il est à l'origine d'un stress dû à une sécrétion prolongée d'adrénaline, occasionnant des

contractions musculaires importantes, à quelque niveau que ce soit de l'organisme.
Par cet exemple, on comprend bien que le mal physique est souvent le fait d'une douleur psychique, d'un problème psychologique qui s'est logé au niveau des lombaires, atteignant ainsi la "clé de voûte" de notre "édifice" : MING MEN.

Cette souffrance empêche l'individu d'avancer, de progresser, au moment même où il lui faudrait justement être actif. Elle le "fige" dans son obsession, le "gèle" dans sa non acceptation du changement et inhibe ses facultés à transcender ce moment. S'il s'agit d'une femme, la douleur se manifeste à gauche; pour un homme, elle se situera à droite (Cf p. 89).

C'est pourquoi, masser les fessiers n'est souvent pas suffisant : il faut apporter une détente générale, à la fois du corps et de l'esprit. Seul un massage de tout l'ensemble du corps permettra d'y parvenir en faisant circuler les stagnations d'Energie et de sang, permettant également à la personne de dé-stresser.

LE DOS

Il représente la zone du psychisme la plus importante de l'organisme. C'est là où tout vient se loger et où les tensions musculaires trouvent, le plus couramment, leur place.

C'est, en effet, dans le dos que se situent ce qu'en Médecine Traditionnelle Chinoise on appelle « les Points Assentiments ». Ces points ont une correspondance, non seulement avec les entrailles et les organes, mais aussi avec certaines fonctions (Cf. p.113).
En médecine occidentale, on trouve, de chaque côté de la colonne vertébrale, la chaîne ganglionnaire du système neurovégétatif, sorte de « relais » dans la transmission de l'influx nerveux entre cerveau et organes. Il est ainsi plus aisé de comprendre que des tensions ou des courbatures dans cette région puissent léser la libre circulation de l'Energie et donc engendrer des dysfonctionnements, et ce, à tous les niveaux (physique et psychique).

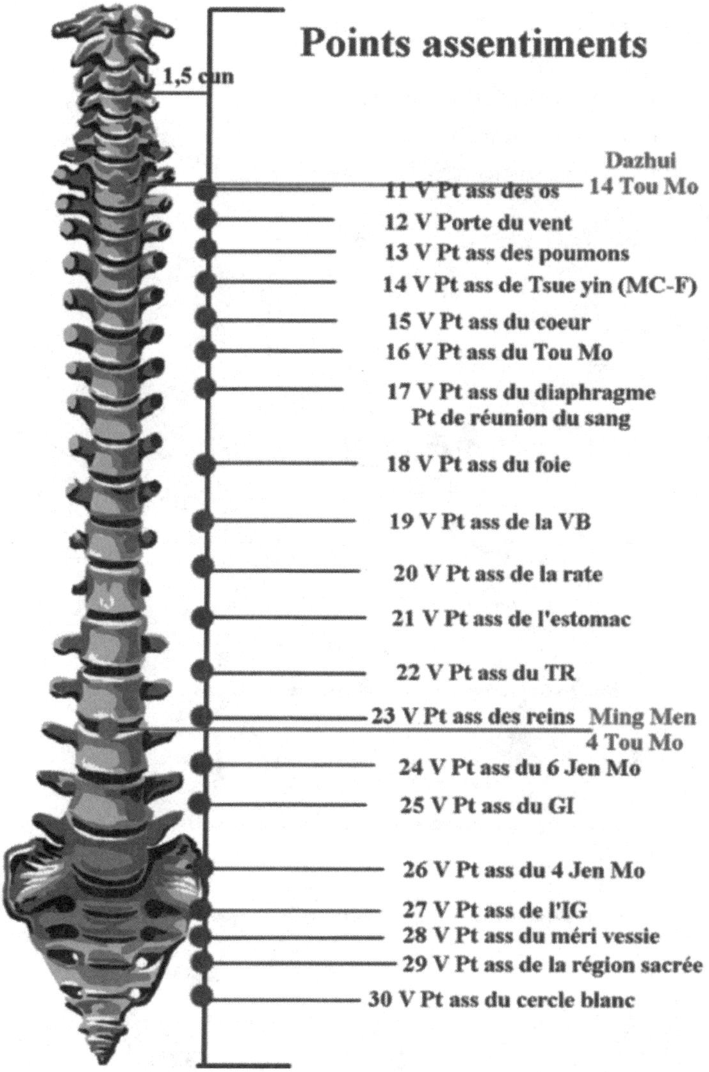

Figure 16 : LES POINTS ASSENTIMENTS

Pour pouvoir analyser les somatisations présentes au niveau du dos, il faut diviser celui-ci en trois parties :

1) le dos dorsal haut
2) le dos dorsal moyen
3) le dos lombaire

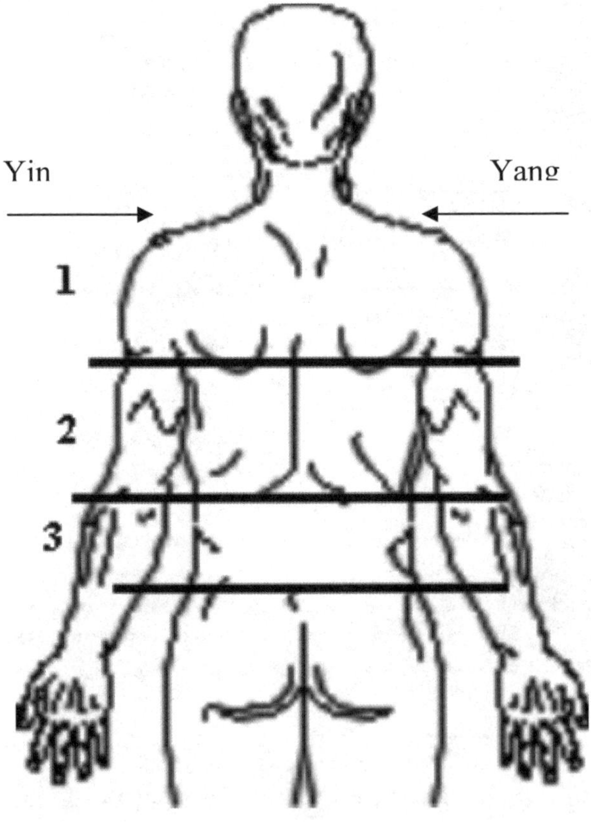

Figure 17

Rappel : vu de dos, le côté droit est YANG, le côté gauche est YIN.

1) LE DOS DORSAL HAUT (trapèzes et omoplates)

Les tensions qui viennent se figer à cet endroit sont liées à des problèmes relationnels avec parents, amis, enfants que nous avons été ou que nous avons élevés.

Sur le côté droit se situent les problèmes rencontrés avec le sexe masculin (père, amis, copains, fils).
Imaginons qu'un enfant ait eu un père alcoolique ou autoritaire : la partie droite de son dos sera tendue, dure.
Plus les stress accumulés sont anciens, plus les tensions ou contractures sont profondes, allant même jusqu'à aller se nicher sous l'omoplate.
Au contraire, si ce côté est mou, flasque, cela signifie « absence de l'homme », « manque d'autorité de l'homme », cet homme n'étant autre que le père.

A gauche se manifestent les problèmes avec le sexe féminin (mère, amies, copines, filles). Le manque ou l'excès de présence maternelle provoque soit une atonie musculaire, dans le premier cas, soit une hypertension musculaire, dans le deuxième.

2) LE DOS DORSAL MOYEN

Cette partie du dos représente la relation avec les grands-parents. Les tensions y sont rares, exception faite pour les enfants élevés par ceux-ci. Si tel a été le cas, leur décès fera apparaître, à ce niveau, des « mémoires » :

3) LE DOS LOMBAIRE

Il est sûrement le plus surprenant. En effet, ce dos représente les générations passées, c'est à dire notre vie mais aussi les vies menées par nos ancêtres.
Certains parlent alors de « réincarnation », d'autres de « karma » mais, si l'on fait abstraction de toute croyance, il s'agit simplement de code génétique, d'ADN...

Au niveau des lombaires (entre L2 et L3) se trouve la clé de voûte de la colonne vertébrale, le support MING MEN (= « porte de la vie ») qui permet la transmission des bases, des structures établies ou fondées par les précédentes générations.
On pourrait plutôt parler de FONDATIONS : on construit une vie pour bâtir, on « sème » pour permettre aux générations suivantes de « récolter » et transmettre un patrimoine, aussi bien génétique que matériel.
La vie menée par les générations d'une même lignée, qu'elle ait été facile et aisée ou de dur labeur, se perçoit au niveau de ce dos lombaire.
Cette affirmation peut provoquer chez certains, scepticisme et doute. Et pourtant ! Il suffit de leur raconter l'histoire de ce couple d'origine africaine dont le premier enfant était de couleur noire (jusque là, tout est normal). Mais, la surprise arriva avec le deuxième bébé, de couleur blanche…
Après avoir effectué des recherches, les parents retrouvent, trois générations auparavant, un aïeul également de couleur blanche. Cette découverte, qui ôta tout doute sur la fidélité de la maman, est une preuve vivante de la transmission des caractères, d'une génération à l'autre.
Des caractères qui, même s'ils ne sont pas "révélés" pendant plusieurs générations, sont pourtant présents dans les gènes et transmis de génération en génération. Ces derniers sont appelés gènes "récessifs".

Nous naissons tous avec un capital énergétique différent, capital situé au niveau de MING MEN. Par la suite, tout dépendra de l'utilisation que nous en faisons : soit nous renforçons cette Energie, soit nous la dispersons jusqu'à épuisement (abus de toutes sortes).
Il est, par conséquent, important de consolider MING MEN par une vie saine, de le renforcer par une alimentation correcte, par un équilibre dans notre vie affective, émotionnelle et par une certaine hygiène de vie.

Le Docteur KNAPP est un exemple de cette relation psychique-physique : ayant trouvé, selon ses dires, les points de l'éternelle jeunesse, il menait une vie équilibrée, vivant avec la femme qu'il aimait et qui l'aimait. Tout allait bien, jusqu'à ce que sa femme le quitte, ce qui provoqua sa mort.
Alors, avait-il trouvé des points qui pouvaient agir sur son corps ou était-ce le fait d'avoir une vie remplie de bonheur qui le maintenait dans cet état de jeunesse ?
Cet état, tout le monde l'a. Lorsque la vie est faite de bonheurs, de petits plaisirs quotidiens, les endorphines ou "substances du bonheur" fabriquées par le cerveau, participent à l'entretenir.
Si un incident survient, c'est le grain de sable dans les rouages, et rien ne va plus. Malheureusement, pris dans un engrenage, le mental prend le dessus, occultant ainsi tout ce qui pourrait être positif. On ne voit plus qu'au travers de cet échec et tout nous paraît difficile ou noir, prouvant bien que ce que nous voyons ou ressentons n'est qu'illusoire, furtif. Nous changeons tous, nous évoluons tous, et, tous, de manières différentes. Les choses ne sont que les reflets de notre état émotionnel et c'est cet état qui viendra modifier les multiples "cases" inscrites dans notre cerveau. A la naissance, un certain nombre d'entre elles représentent la mémoire génétiquement transmise par les parents et générations antérieures mais, au fur et à mesure que l'enfant grandit, il enregistre également les informations

transmises par le système éducatif et social ou par ses expériences vécues. Il inscrit tout ce qu'il voit et entend, que ce soit bon ou mauvais.
Si le « bon » ne peut créer de lésions, le « mauvais » noircira certaines de ces cases qui, suivant le système et l'organisation de notre corps, stimuleront les glandes surrénales, augmentant le taux d'adrénaline et provoquant ainsi des contractures.
Ces contractures se transforment ensuite en mémoires psychiques, figeant une ou plusieurs fonctions de l'organisme et se retrouvant essentiellement dans le dos, là où, justement, circule le double trajet du méridien de la Vessie.

Les méridiens du Rein et de la Vessie se situent dans l'élément Eau, en hiver. Ils gèrent les os, la moelle osseuse, le cerveau et les cheveux. Comme nous l'avons vu précédemment, ce qui lèse leur Energie, ce sont les peurs qui, elles-mêmes, engendrent des tensions. Ce sont ces mêmes tensions qui nous font dire : « j'en ai plein le dos » et qui expriment bien ce lieu du froid, figeant, gelant l'individu qui a subi malgré lui (ou trop facilement accepté) les évènements négatifs.
Celui qui a mal au dos se retrouve dans une situation de « non-passage à l'acte » : il se tient mal, a une attitude cyphotique, les épaules en avant, replié sur lui-même, recroquevillé comme le fœtus attendant son heure… Il perd son libre arbitre, incapable de prendre une décision.

Le dos vous donnera également des indications dans trois cas bien spécifiques : la cyphose, la scoliose et le maintien des épaules, comme nous allons le voir ci-après.

a/ La cyphose

Comme cela vient d'être évoqué, cette déformation de la colonne vertébrale exprime un repli sur soi : l'individu cyphotique fait penser à la tortue avec sa bosse sur le dos et le cou tendu en avant, essayant d'avancer avec le toit et le poids du Monde sur les épaules. Les misères sont là : enfant perdu, chômeur, femme battue ou bien adolescent que l'avenir effraye par trop peu d'espoir. Autant de maux qui font courber le dos, infligeant et obligeant les épaules à ployer sous leur poids.

Pour prendre la vie à pleins poumons, il faut se tenir droit. Ainsi, la cage thoracique peut laisser entrer l'air que nous respirons et laisser sortir l'air vicié, librement.
Ceux qui se tiennent voûtés, qui soutiennent ce dos si lourd, ne peuvent profiter pleinement de cette Energie qui oxygène le sang et lui permet de se purifier. « Se faire du mauvais sang », c'est avoir des soucis, des angoisses, des inquiétudes.
Par cette attitude, l'individu ne fait que subir. En étant recroquevillé, il est soit prêt à bondir (mais de façon excessive, loin de la juste mesure), soit résigné, passif, acceptant la fatalité.

Dans tous les cas, ces tensions vont inévitablement se répercuter au niveau du cou (et plus précisément au niveau des cervicales), lieu de passage des informations captées par le cerveau : bruits, silence, stress quotidien, pensées, émotions, sensations, douleurs… Tout est inscrit, enregistré dans notre mémoire, tant les éléments positifs que négatifs, à cette différence près que seul le négatif engendre des manifestations, soit brutales (torticolis, maux de tête), soit plus subtiles, comme des maladies.

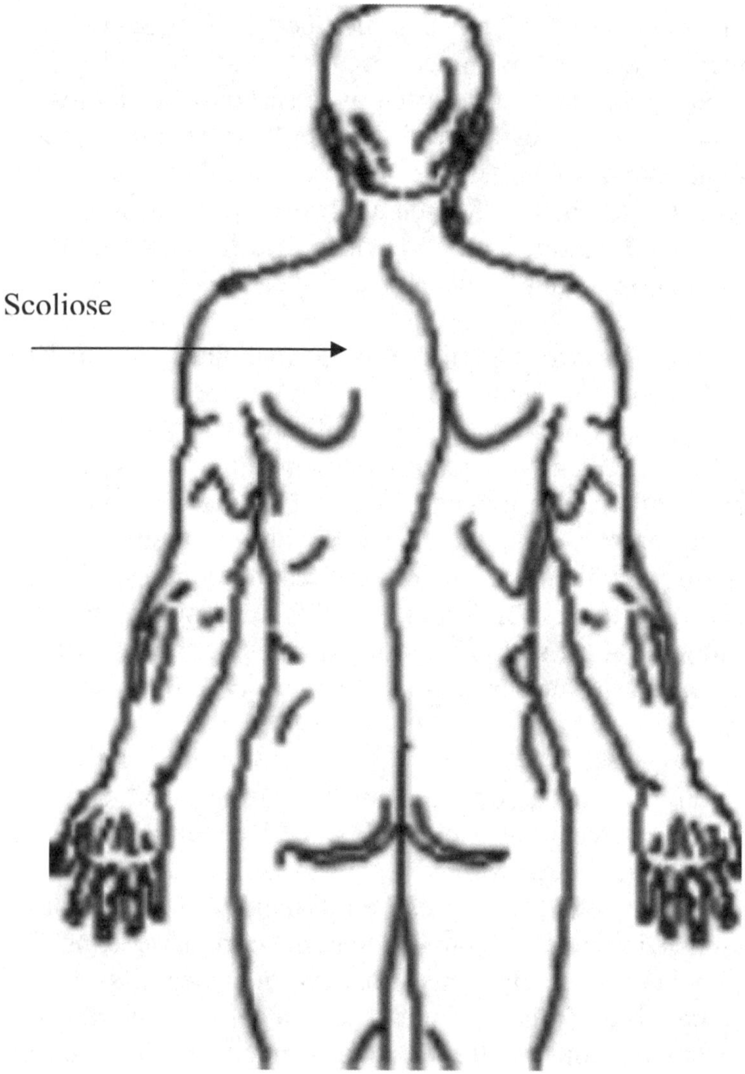

Figure 18 : La Scoliose

b/ La scoliose

Avec cette déformation du dos, vers la droite ou vers la gauche, nous nous trouvons dans le dos dorsal haut.
Rappelons que le côté droit traduit la relation avec le père, le côté gauche celle avec la mère.
Sur la figure 18, le dos est déformé à droite : cela signifie que la mère a dominé, qu'elle a eu une très grande importance dans la vie de famille, étouffant l'image du père.
Mais attention à ne pas généraliser cette interprétation. En effet, il se peut que « ce soit l'arbre qui cache la forêt », que l'enfant perçoive son père ou sa mère sous des traits totalement imagés. Chacun voit les choses à sa façon : nous percevons tous les éléments de la vie différemment.
L'analyse est identique pour le dos moyen et le dos lombaire : on peut y retrouver soit la soumission, soit la domination de l'un des deux parents, en fonction de l'orientation de la déformation.

c/ Les épaules

Le schéma du passé se retrouve au niveau du dos, du cou et sur les épaules. Si la cyphose apporte des indications sur ce schéma, la position et l'amplitude adoptées soit par l'épaule droite, soit par l'épaule gauche, donne également des éléments sur le vécu de la personne.

Tel le géant Atlas, chacun supporte les évènements de sa vie, de son passé : au fil des jours, le stress s'accumule et finit par devenir un lourd fardeau.
Une épaule droite descendante reflète très souvent l'image de l'homme qui tombe, qui s'écroule. Il en est de même pour le côté gauche, mais il s'agit là, de l'image de la femme.

Enfin, une épaule plus haute que l'autre exprime une grande image, soit de l'homme, soit de la femme, selon le côté impliqué.

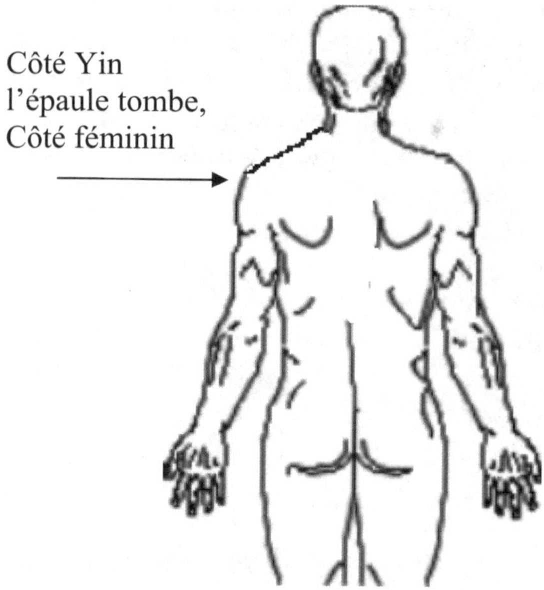

Figure 19 : Le Dos – Les Epaules

Après avoir exploré les parties postérieures et inférieures, nous allons, maintenant, nous attacher à étudier la zone antéro-supérieure du corps. Cette dernière peut se diviser en cinq : la face, le cou, le torse, les bras et le ventre.

LA FACE

La couleur du faciès, son teint et tous les signes cités dans le chapitre des Cinq Eléments, traduisent l'état de la personne : tristesse, si le teint est blanc ; soucis, s'il est jaune ; colère, s'il est vert ; profit de la bonne chair, s'il est rouge ; peur, s'il est ''noir'' ou gris…
Ces couleurs indiquent une tendance ; il ne faut surtout pas s'arrêter à une idée figée. Disons plus simplement que, pour avoir un beau teint, ces cinq couleurs doivent être présentes, afin d'obtenir une certaine harmonie.
Les zones du visage ont, elles aussi, leur importance : chacune ayant une correspondance avec un organe ou des entrailles.

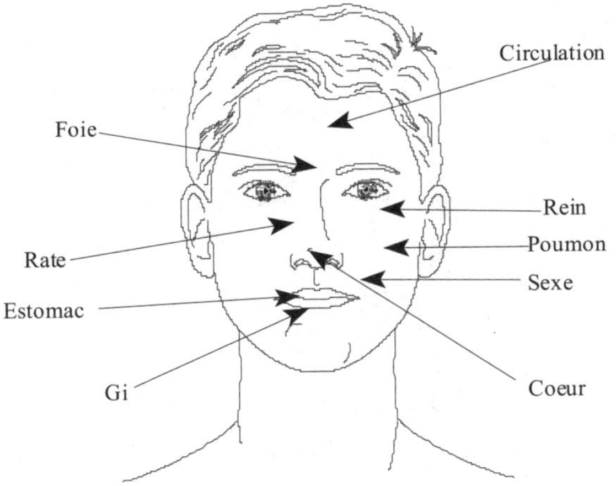

Figure 20 : La Face

LE COU

Il enregistre tout mais il permet surtout de voir, de par la tonicité de ses muscles, si la personne fait des projets ou si elle est dans la soumission et subit un certain rythme de vie, sans passage à l'acte.
Se soumettre peut ne pas être un problème : une personne qui se soumet à un massage, volontairement, en tire un réel bénéfice ; si elle le subit (donc malgré elle), elle crée un problème d'acceptation, de soumission sans possibilité de réaction.
Toutes les informations passent par le cou, puisqu'il se situe sur le trajet aller-retour cerveau-tronc.
Toujours selon le même principe, lorsque l'on se trouve face à la personne, le côté droit du cou représente le Yin : les projets, les pensées constructives, les envies, la projection dans le futur, l'espérance.
Le côté gauche représente le Yang : la réalisation des projets, le passage à l'acte, le pas en avant, la concrétisation.

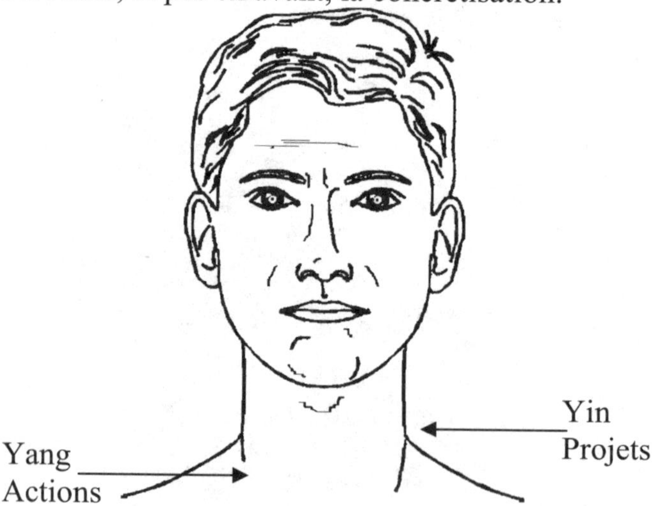

Figure 21 : Le Cou

LE TORSE

Il abrite les poumons et va de pair avec l'attitude cyphotique, expliquée précédemment.
En effet, ce sont les muscles de la cage thoracique qui permettent aux poumons de s'ouvrir, afin de laisser entrer l'air. Or, ces muscles sont commandés par l'Energie du Foie et de la Vésicule Biliaire. Lors de colères non-exprimées, par exemple ou de stress répétés, l'excès d'adrénaline sécrété bloque cette Energie et provoque des contractions musculaires, notamment au niveau de la poitrine, perturbant ainsi la ventilation.
C'est pourquoi il n'est pas rare de voir une personne dépressive se tenir les épaules en avant, l'empêchant tout simplement de prendre la vie à pleins poumons. Mais, le même phénomène peut être observé chez les asthmatiques et les malades en général, en particulier chez ceux souffrant de spasmophilie.

Autrefois, la spasmophilie s'interprétait comme une crise d'angoisse, une oppression thoracique ou des douleurs inter-costales. Autant de troubles qui laissent présager un certain mal-être, impliquant que la personne ne va pas bien, qu'elle souffre et ne vit plus normalement.
Notons la relation qu'il peut y avoir entre le mot et la manière dont il a été construit, par exemples :

- le mot « tumeur » : tu meurs
- le mot « traitement » : on « traite » et on « ment »
- le mot « prescription » : quand il y a prescription, ça signifie que ce n'est plus valable
- le mot « médicament » : il « me dit qu'il ment » ou il « me dit calmant »
- le mot « soigner » : « nier soi »
- le mot « maladie » : ou le mal a dit…

De nombreux mots sont parfois utilisés, comme le prouvent les exemples ci-dessus, de façon ambiguë.
Pour reprendre certains de ces termes, on peut donner l'exemple de l'apothicaire, qui ne donnait ni prescription, ni ordonnance. Il préparait et vendait des « remèdes », c'est à dire des moyens qui lui permettaient de « remédier » à un problème et de le guérir (et de « rire gai »).

Sur la figure 23 ci-après, on observe trois zones significatives, sur lesquelles on peut évaluer les tendances du patient : la zone « Allergie », la zone « Maternement » (parents trop ou pas assez présents), et la zone « Dépression » (qui évoque les symptômes d'une vie bien triste : crises d'angoisses, oppressions…).
Entre chaque côte se trouvent de petits muscles, dans lesquels vont se figer des mémoires subtiles, empêchant une ouverture correcte vers les autres (chakra du cœur), d'où des problèmes de communication : plus d'échanges possibles, la vie n'a alors plus aucun sens.
Car tout commence par l'ouverture du cœur et de l'esprit (mais allez dire cela à quelqu'un qui souffre…).

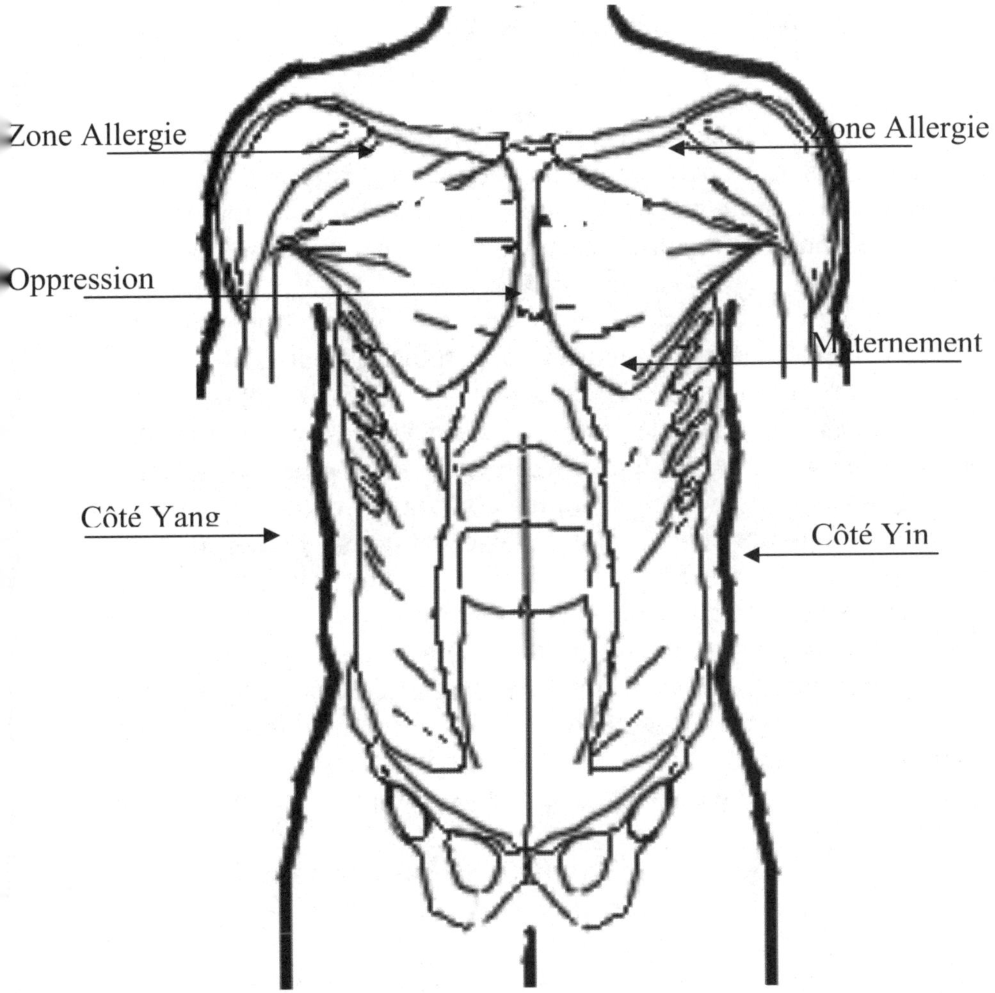

Figure 23 : Le Tronc

LES BRAS

Ils sont le balancier qui permet l'équilibre.
Ils servent à prendre de l'élan (pour le coureur professionnel comme dans notre vie quotidienne), à aider, à soutenir, à enlacer, embrasser, entourer, masser, guérir, soulever et porter !

« Soutenir », « porter »… sont des mots qui, parfois, deviennent lourds à supporter et se transforment en ''maux''. Soutenir les autres, c'est bien. Mais trop soutenir, implique que les autres s'appuient de plus en plus sur vous : vous finissez par porter leurs fardeaux, leurs angoisses et leurs problèmes. Votre dos devient alors de plus en plus douloureux et vos bras ont de plus en plus de crispations. Il n'est alors pas étonnant de voir apparaître tennis-elbow, périarthrite de l'épaule ou un problème de canal carpien au niveau du poignet.
Par la suite, ces tensions vont engendrer des contractures qui pourront nuire à la circulation du sang et amoindrir la quantité d'Energie, d'où des douleurs et des inflammations. « Porter l'autre à bout de bras » est une image, certes, mais qui veut bien souvent également dire : « je soutiens l'autre malgré moi »…
Tous ces éléments ''alourdiront'' la personne au niveau des bras, l'empêchant de prendre son élan et donc de ''passer à l'acte'' dans sa propre vie.
Des bras qui servent au bien (dans une juste mesure), ne sont jamais fatigués. Utilisés dans de bonnes conditions, ils permettent, comme pour l'équilibriste, de rester sur la bonne voie : ni trop en haut, ni trop en bas, ni trop à droite, ni trop à gauche.
La juste mesure, c'est l'équilibre YIN-YANG…

LE VENTRE

C'est par le ventre que tout entre et que tout sort, au moment présent. Les aliments, les boissons que nous ingérons sont assimilés avant d'être véhiculés par le sang dans tout l'organisme, pour être transformés en Energie, en bonne essence, renforçant, par-là même, le système immunitaire.
Ce qui n'est pas bon pour notre corps est rejeté, soit vers le bas, par les selles et les urines ; soit par la peau, sous forme de sudation.
L'abdomen est le lieu de la digestion non seulement des aliments, mais également des émotions. Comment pouvoir digérer un bon plat, si on apprend le décès d'un proche, le licenciement d'un conjoint ou l'accident d'un ami ?
Dans de tels cas, plus rien ne passe : seule, une boule à l'estomac persiste et vous empêche de digérer.
Cette gêne est liée à une émotion.
Lorsque tout va bien, aucun problème à ce niveau : les aliments passent et sont transformés tout à fait normalement.
Il peut y avoir parfois un comportement inverse : certains individus, vivant un gros stress, vont manger deux fois plus et faire de la boulimie.
Si les comportements peuvent différer, le principe reste toujours le même.
L'estomac, réceptacle alimentaire, assimile l'ensemble : aliments et émotions.
Au-dessus de l'estomac, on trouve le plexus solaire. C'est là que se situent l'émotionnel et le présent, c'est à dire ce que nous réalisons à l'instant présent, ce qui émane de notre Ego. Il est le lieu où l'on transcende et où l'on transforme correctement ce qu'il y a à faire ou ce que l'on n'a pas accepté.
Cette réalité des choses est d'ailleurs fort bien illustrée par des expressions comme : « j'ai du mal à digérer ce que l'on m'a

fait » ou « ça ne passe pas » ou bien encore « j'ai une boule à l'estomac ».
Anorexie, boulimie, gastralgie, etc. , font partie de ce principe de fonctionnement.

C'est également au niveau du plexus solaire que tout est mémorisé et que tout se matérialise, se concentrant sur la ligne (de vie) du méridien JEN MO, comme le montre la figure suivante :

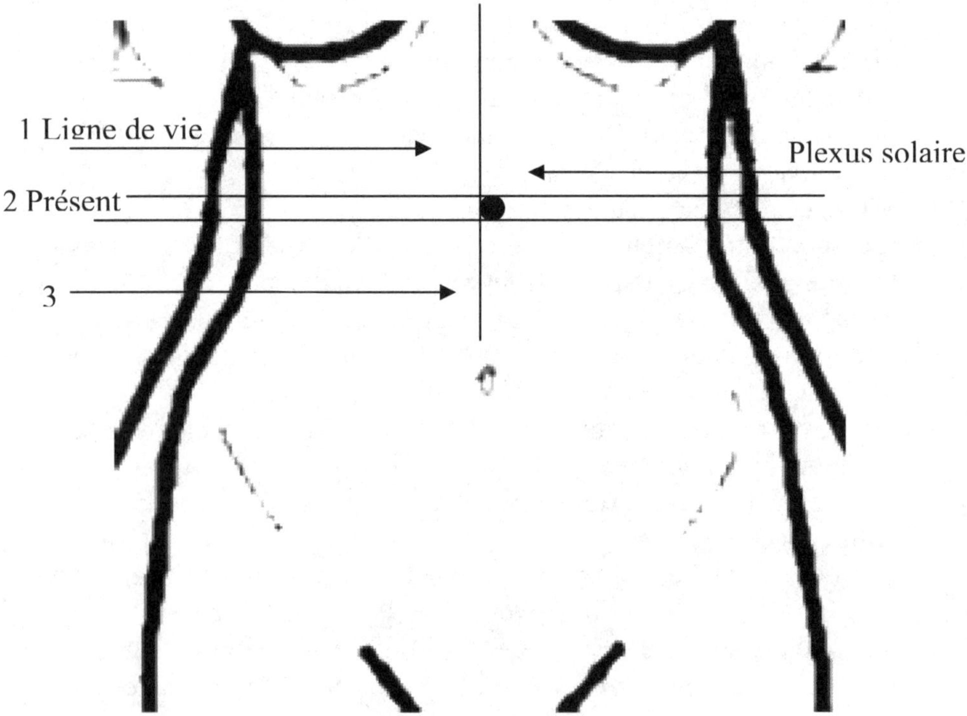

Figure 24

Zone 1 (ligne de vie) :

Sur cette ligne, qui va de l'appendice xiphoïde à l'ombilic, vont s'enregistrer, se mémoriser, toutes les émotions que l'on nommera ''négatives''. Ces dernières sont principalement liées à notre affectif, à nos choix. Un choix que nous avons toujours puisque nous sommes notre ''libre arbitre'' pour réaliser, ou pas, nos projets.
Les remords, les échecs, les regrets, laisseront une trace à cet endroit, le positif non.
Entre l'appendice xiphoïde et la zone du présent, on retrouve les marques liées à notre passé, depuis la naissance jusqu'à aujourd'hui. Avec un peu d'expérience, on arrive à lire, sur cette ligne, un certain nombre de traumatismes : accident, avortement, divorce, séparation mal vécue, etc.
A noter : tout se repositionne toujours en fonction de l'âge de la personne.

Zone 3

Cette ligne représente le passé, le vécu chez et avec les parents jusqu'au départ de chez eux, que ce départ se fasse à 20 ou à 40 ans.
Ici apparaîtront les émotions subies malgré soi : orphelinat, couvent ou monastère, internat, séparation du couple, absence du père ou de la mère, choix des parents pour les enfants (sur quelque plan que ce soit : professionnel ou sentimental). Elles sont toutes logées ici, près de l'ombilic.

Zone 2

Les deux zones déjà évoquées (1 et 3) se rejoignent en un lieu : le plexus solaire, c'est à dire le présent.

Comment élaborer des projets positifs et constructifs, si le passé n'est pas digéré ?
La plupart de nos envies sont vouées à l'échec par manque de maturation, de réflexion (dans le sens de ''réfléchir'' mais aussi de ''refléter''…).
Mais quel reflet peut-on avoir d'une image, si celle-ci s'est figée sur des évènements vécus de façon négative ?
Lorsque ces émotions sont acceptées ou si un travail personnel a été fait, les marques du destin s'effacent et disparaissent : rien n'est inéluctable, tout est Yin et tout est Yang, l'un ne peut aller sans l'autre. Les ''marques'' qui transparaissent au toucher, sont liées à un élément Yang. Lorsque le Yin et le Yang retrouvent leur équilibre, tout se repositionne de manière créative et positive.

LA TAILLE

Elle est dirigée par un méridien qui fait trois fois le tour de la ceinture : il se nomme le TAE-MO (« méridien-ceinture »). Son rôle est de maintenir tous les méridiens en place et de donner sa forme à la taille. Sur un globe-terrestre, on peut le comparer à l'ensemble Tropiques-Equateur comme on peut mettre en relation le système des méridiens et ceux des fuseaux horaires.

Ce méridien ne détermine pas seulement la forme de la taille, il dirige également l'espace-temps, notre horloge interne et notre horloge externe. Lorsque l'on dit « Espace », cela signifie « volume que j'ai autour de moi sur terre » ou « territoire ». Cet espace, qu'il ne faut pas défendre comme le font les animaux, doit être respecté. Le mot « Temps » veut dire « Moment où je dois réaliser les choses ».

Une taille importante, chez le boulimique ou réduite, chez l'anorexique, n'a plus vraiment de forme : trop manger ou se nourrir de façon insuffisante sont des excès, des déséquilibres du Yin et du Yang, liés à l'affect. Le premier, pour se déformer, se barde comme un rosbif, s'enlaidit pour ne plus se faire remarquer. Le deuxième, pour se donner une allure christique, refuse tout aliment : « tout ce que l'on me donne n'est pas suffisamment pur pour Moi ; vous m'écœurez ».

Tout cela provoque une déformation, à cause d'une « non-gestion » du temps et de l'espace, à cause d'une « non-acceptation » de ce que nous sommes vraiment : dans ce cas, il y a refus de recherche notre véritable image (pour certains, il vaut mieux paraître qu'être).

OU

Dans ce cas, il y a impossibilité d'affirmer notre être véritable. Pour certains, il vaudra mieux paraître qu'oser être.

LES ARTICULATIONS

Qu'elles soient chevilles, genoux, hanches, épaules, coudes ou poignets, elles sont la jonction entre différents éléments : les os et les muscles, reliés entre eux par des ligaments et des tendons, nommés aussi ''attaches''...
Lorsque les personnes s'attachent trop aux évènements de leur vie, des tensions apparaissent, ce qui crée une perte de mobilité et, de fait, une mauvaise circulation, à la fois sanguine et énergétique. Ces crispations occasionnent donc des difficultés dans la gestuelle ou la mouvance, parce qu'elles sont restées figées dans leur passé.
Les articulations représentent des axes importants, dans la mesure où, d'une part, elles sont situées à des carrefours énergétiques et, d'autre part, elles constituent, avec leur ''voisinage'', des zones de points d'acupuncture très importants.
D'une manière générale, les douleurs articulaires sont très souvent liées à l'attachement au passé. D'où l'intérêt de pratiquer Tai QI Chuan, QI Kong ou autres mouvements qui faciliteront la libre circulation des Energies.

CONCLUSION

Une personne qui n'a plus envie de créer un futur, son futur, qui n'a plus envie de se projeter vers une espérance et dont l'âme a trop souffert, vit dans le passé. Elle est à bout et se retrouve dans un état dépressif, d'inespérance, de négativité, de refus de soi donc de l'autre.
Dans tout ce que nous réalisons au quotidien, l'autre (celle ou celui qui est en face) est là pour nous montrer qui nous sommes vraiment, rien de plus.
Tout n'est que reflet et illusion. En effet, qui ne s'est pas entendu dire par un collègue de travail : « tu as l'air fatigué, qu'est-ce qui ne va pas ? », et, quelques minutes plus tard, par un autre : « tu as bonne mine, aujourd'hui » ?

Alors, qui est qui ?

Est-ce vous ou votre interlocuteur qui va mal ? N'avons-nous pas tendance à faire une projection de nous-même sur les autres ? Maintenant, il est également vrai, que nous avons davantage tendance à dire et voir ce qui ne va pas, plutôt que ce qui est positif dans notre vie… Certains se rassurent même au travers du malheur qui les entoure. Les ''reality-show'' n'en sont qu'un triste exemple : qui n'a pas un jour ''zappé'' pour voir une catastrophe à la télévision ou le crash du Concorde ? Et que dire de ces spectateurs qui assistent à l'exclusion et au désarroi de certains participants ou participantes de nombreuses émissions de télévision ?
Souvent, le bonheur dérange : le fait de dire « je suis heureux » ou « j'ai la chance de très bien gagner ma vie », rend jaloux l'AUTRE.

Convoitises ? Rivalités ?

Tout être humain se bat dans la vie pour tenter de réaliser ses rêves et ses projets. Alors pourquoi, lorsque certains y parviennent, continuent-ils à envier, à jalouser, ceux qui ont plus ou mieux réussi qu'eux ?
La réponse est là : les uns font des projets et les osent aller jusqu'au bout de leurs idées, les autres ne construisent que des « châteaux en Espagne », bâtis uniquement sur des illusions mais sans jamais réellement passer à l'acte.
La vie ne doit être ni une bataille, ni un combat, mais la recherche et la construction d'un espace qui nous ressemble, profondément.
Or, souvent, l'Homme bâtit son territoire de façon à exercer un pouvoir sur l'autre, à paraître plus puissant, à se donner une ''image'', car il n'aura pas su, préalablement, s'aimer tel qu'il est...
Il lui faudra ainsi recréer un schéma au travers d'autres éléments que les siens. Sa seule issue sera donc ''l'apparence'', et sa préoccupation principale : « ce que va penser l'autre de moi si j'ai une grosse voiture, une grande maison, etc. ».
Le matériel prend ainsi le pouvoir, le paraître l'emporte sur l'être… Mais, malgré tous ses signes extérieurs de richesse, l'homme n'existe toujours pas : seule l'image qu'il véhicule est matérialisée.
Pourtant, il suffit d'une tempête, d'un ouragan, d'un tremblement de terre, pour que tout s'écroule, ses biens comme ses illusions, et ce, en un temps bien plus court que celui qu'il lui aura fallu pour bâtir son édifice.
Son image disparue, il se retrouve anéanti, dépressif, dans une sorte de pénombre.
Lors de cracks boursiers, combien de personnes se sont retrouvées ruinées et se sont suicidées, entraînant avec elles les images illusoires qu'elles ont toujours voulu donner d'elles-

mêmes ? Vaincues par elles et contre elles, il aurait sans doute mieux valu qu'elles bâtissent leur ego (qui n'a rien à voir avec l'''égoïsme''), sur les fondations solides que sont les vraies valeurs du ''Soi''.
Avoir son Ego est positif. Cela signifie s'aimer, s'apprécier à sa juste valeur et pouvoir ainsi aimer l'autre vraiment, d'un amour simple, sans possessivité, ni projection.
Pouvoir dire simplement « je t'aime » à une personne est une expression de notre être tout entier, qui devrait avoir une résonance de plénitude absolue, transcendant les limites du corps.

Celle ou celui qui dit « je t'aime » en attendant quelque chose en retour, ne sait pas aimer.

Trop d'êtres prétendent aimer : en fait, ils aiment l'autre pour quelque chose de précis. Cette chose est, bien souvent, ce qui leur manque ou ce qui leur a manqué durant leur enfance. Dans ce cas, il ne s'agit que d'une compensation affective, d'une recherche de leur Moi, à travers l'autre.
L'amour doit faire évoluer. Dès l'instant où s'installent la jalousie, l'envie ou le rejet, il fait souffrir, pouvant même devenir négatif quand l'autre a cherché en vous ce qui lui a manqué... D'où une certaine insatisfaction, voire un rejet, si l'autre trouve en vous ce qui, chez lui, le dérange.
Tant qu'une personne ne s'accepte pas telle qu'elle est, elle ne peut accepter l'autre, les autres. Un schéma qui se reproduira sans cesse, jusqu'à ce qu'elle comprenne.
Pendant ce temps, les années passent : les uns construisent, les autres détruisent.
La différence entre les individus existe devant la vie, devant la mort, mais aussi devant l'amour. Un homme peut trouver en une femme son idéal alors que le voisin n'y prêtera même pas attention.

Pourquoi ?
Simplement, parce qu'en fonction de nos états psychiques, de notre éducation, de notre religion, de notre philosophie, de nos idées et de nos goûts, nous transformons les images que nous apercevons.
J'utilise le verbe « apercevoir » volontairement car, si nous voyions vraiment, en toute objectivité, il n'y aurait jamais ni jugement, ni appréciation sur l'autre, pour la simple raison qu'il fait partie de nous.
Si nous acceptons ''vraiment'' les évènements de notre vie, notre corps ne souffre pas. Encore faut-il qu'il y ait une véritable acceptation, sans contrainte, basée sur la simple observation de la situation et sur la recherche d'une explication rationnelle. Souvent, certaines des situations qui se présentent à nous sont le seul fruit de nos agissements.

Alors, pourquoi les fuir ou les occulter ?

Les vivre pleinement nous fait grandir.
S'il y a fuite, il y a délit et le danger est proche : il peut alors se manifester sous forme de maladie ou d'accident (on a pris la mauvaise voie, le mauvais chemin).

Pour toutes ces raisons, il est important de vivre le moment présent, de faire des projets, car ils nous transposent, nous transportent vers le futur et vers demain.

Mais, n'oublions pas que, se respecter, c'est aussi avoir un Ego, c'est-à-dire s'apprécier, pour pouvoir apprécier l'autre tel qu'il est vraiment, tout simplement.
Le plus souvent possible, j'essaye de faire prendre conscience aux gens que, pour être heureux, il suffit d'être Soi. Bien sûr, cette affirmation est bien plus facile à dire qu'à mettre à exécution.

Ainsi, si nous parvenons à être en accord avec nous-mêmes, si nos agissements sont en parfaite harmonie avec nos idées, alors aucun événement n'a de prise sur notre corps : pas de contracture, pas de maladie, pas d'accident. Il y a, dans ce cas, équilibre parfait entre le Yin et le Yang (bien que, dans les textes anciens, il est dit que, pour atteindre l'état de réalisation, il faut que le Yin prenne légèrement le dessus sur le Yang…).

Le Bouddha était-il parfait ?

Non !

Car, en Lui, le Yin avait pris le dessus sur le Yang, lui permettant de rester dans la position du lotus. Inerte physiquement, occultant, de fait, le passé et se projetant vers un niveau de conscience supérieur : celui du Ciel, du futur et du néant.

Le Bouddha a transcendé cet état.

De nos jours, trop de personnes sont soit trop en bas, soit trop en haut, et ce de façon excessive.
Le fait d'être « trop en bas » engendre le matérialisme (ou la violence), qui permet d'aboutir au pouvoir : dans ce cas, l'individu est alors bien ancré, les pieds sur Terre et accroché à sa fausse image, symbolisant, pour lui, la réussite.
Le fait d'être « trop en haut » transforme l'individu en extrémiste (bègue, grand mystique, idéaliste) : il entreprend beaucoup de choses à la fois sans jamais rien achever ; c'est un ''agité'', un ''sanguin'', un éjaculateur précoce. Des idéaux extrémistes qui font encore beaucoup trop parler d'eux aujourd'hui, dans de nombreux conflits, comme les guerres de religions...

Pourquoi tant de violence ?

En Médecine Traditionnelle Chinoise, cette violence peut être interprétée comme un excès de Yang : on peut ainsi mieux la comprendre, sans toutefois pouvoir l'accepter. En effet, il sera toujours inacceptable que, à cause d'un excès de Yang, un prêtre, qui se doit de vivre dans le calme et la sérénité (donc en plein Yin), viole des enfants. Aucune excuse possible. Serions-nous prêts à pardonner si de tels sévices affectaient un de nos propres enfants ?...

Dans le même ordre d'idée, on peut s'interroger sur le fait d'être ou pas raciste. Si l'on questionne une partie des Français à propos de ce problème, la plupart d'entre eux se défendront d'être antisémite ou xénophobe. Pourtant, le racisme n'est pas seulement lié à la couleur de peau, il peut également toucher certaines ''différences'' qui ne nous conviennent pas. Citons, en exemple, un groupe de trisomiques entrant dans un restaurant afin d'y déjeuner. Que penser alors de ce patron qui, très courtois mais ô combien hypocritement désolé, refuse de les accueillir sous prétexte qu'il n'a plus aucune table disponible ? Et pourquoi rencontre-t-on encore autant d'hostilité face à l'homosexualité ?

N'est-ce pas là une forme de racisme et de non-tolérance de la différence ?

Celui qui partage la vie de ces enfants ''différents'', s'enrichit à leur contact. Il apprend ce que les mots « compréhension », « sensibilité », « expression » signifient vraiment. En interprétant leurs regards, leurs mimiques, leurs gestes, leurs cris, il parvient à une prise de conscience qui lui permettra de s'élever à un niveau supérieur.

Pourquoi les gens dits « hors normes » sont-ils l'objet de tant d'impartialité ?

Qu'est-ce que la « normalité » ?

Qu'est-ce que la « Justice » ?
On peut se poser la question, lorsque l'on constate tant d'inégalités et d'injustices entre les hommes…
N'est-il pas préférable de parler de « justesse » plutôt que de « justice » ? C'est, en effet, lorsque l'on se trouve dans la juste mesure, dans cette justesse, que l'on parvient à se découvrir : ni trop en haut, ni trop en bas, simplement entre les deux, au niveau du ventre, là où se digèrent non seulement les aliments, mais aussi les moments de notre vie. Nous devons être au centre autour duquel tout tourne et tout se réalise.
Etre dans la justesse, c'est également se trouver dans l'équilibre parfait entre Ciel et Terre, entre Yin et Yang, entre droite et gauche, entre avant et arrière.

La perfection n'existe pas et celui qui prétend être parfait est déjà trop en haut. Inversement, celui qui se trouve des défauts est trop en bas. Les deux sont, de toutes manières, dans le pouvoir : celui de se faire remarquer.
Le pouvoir n'est pas gênant dès l'instant où il est mis au service de l'autre. S'il est utilisé POUR soi, un jour ou l'autre, il se retourne CONTRE soi.

Il semble que, quelle que soit l'évolution de chaque être, tout est bon à prendre, à la condition d'analyser vraiment, en toute objectivité, ce qui s'est passé. C'est le seul moyen d'éviter la reproduction de certaines erreurs et donc de voir réapparaître des contractures, mémoires matérialisées par le mental sur le corps.
Le positif permet d'évoluer dans la création et dans l'exécution de nos projets, sans jamais laisser d'empreintes sur notre corps.

La lumière sur Terre est là pour tous, de la même manière. Jour ou nuit, aube ou aurore, lune ou soleil, nous avons tous une préférence pour l'un ou pour l'autre, mais ce qui est important

dans ces différentes phases c'est que, quelles que soient nos préférences, aucune d'entre elles ne nous gêne.
Nous sommes tous différents les uns des autres, avec des idées et donc une perception particulière du monde. Il en est de même pour tout ce que nous voyons ou tout ce que nous croyons. La diversité fait partie de la vie. Si nous acceptons ces dissemblances le plus simplement du monde, plus rien ne pourra nous heurter.

Dans tout projet, il y a prétexte pour faire (ou ne pas faire) les choses : si la personne le veut vraiment, elle réussira. Tout n'est qu'une question de réelle volonté et le soutien de l'autre dans cette réalisation n'existe pas réellement. Il s'agira plus d'une présence ou d'un moyen rassurant pour ne pas tout abandonner sous une quelconque raison. Car si le désir profond de « créer » est là, il n'y aura aucun obstacle à son accomplissement.
La graine ne peut pas germer si elle est mal plantée et l'Homme ne peut réussir que s'il ne compte que sur lui-même : il est le seul maître de la situation, son propre maître. A lui seul d'écrire son histoire.

Dans la vie, tout n'est qu'élan vers l'autre, vers d'autres éléments ; tout est basé sur les échanges et la construction.
Lorsqu'une personne n'a pas mené à terme ses projets, c'est chez son ou ses enfants que l'on retrouvera l'envie inconsciente de les réaliser.
Il faut savoir que la personnalité d'un enfant se ''forge'' entre sa naissance et l'âge de trois ans, à partir de la mémoire génétique transmise par les parents d'une part, et du système éducatif dans lequel il évolue, d'autre part. Toutes les informations qu'il recevra, durant cette période, seront enregistrées et feront, par la suite, partie de son monde.

Certains parents font une projection d'eux-mêmes sur leur progéniture et en arrivent même à se réaliser à travers elle, allant jusqu'à occulter les réels désirs de celle-ci. Par ce processus, ils se retrouvent dans une autre dimension : celle du pouvoir, impliquant ainsi l'enfant dans un schéma de non-réalisation de ses propres projets, puisque ce sont les leurs, finalement, qu'ils concrétisent...
Le Vouloir et le Pouvoir sont très proches et la nuance, infime. Si, pour soi, les deux vont de pair et nous donnent les moyens d'évoluer (« Vouloir, c'est pouvoir »), dès l'instant où l'on veut pour les autres, il est évident que l'on tombe dans le pouvoir autoritaire et dominateur.
Echanger est un acte sain ; vouloir convaincre les autres, en leur démontrant que ce que nous disons est juste et vrai, devient du pouvoir.
Il est indispensable de respecter les idées et les idéaux de l'autre : ce n'est qu'en agissant ainsi que l'on parviendra à un réel échange. Vouloir le convaincre de changer sa personnalité est révélateur d'une attitude dictatoriale et étouffante : l'envie de le ''modifier'', de le ''modeler'' n'est rien d'autre qu'un refus d'évoluer soi-même et de se rassurer, en imposant ses normes afin d'éviter, en surface, les conflits grâce à un ''accord'' plus fréquent.
C'est en nous que toutes les réponses à nos comportements se trouvent. Lorsque l'on dénigre ou que l'on complimente quelqu'un, c'est nous même que l'on dénigre ou que l'on complimente… Par contre, les éloges, critiques ou opinions des autres, seront autant de miroirs pour nous aider à évoluer dans notre recherche.
Mais, il est toujours plus facile de donner des conseils aux autres que de les appliquer à soi-même… Accepter les différences, permet de se faire accepter, Soi.
Alors, pourquoi ne pas être soi, tout simplement ?

Le bonheur nous appartient car il fait partie de notre temps et de notre heure (la bonne heure) : nous avons toujours le choix, d'être ou de ne pas être heureux.
Refuser le bonheur engendre, comme il l'a été précédemment expliqué, un surplus d'adrénaline lié à une non-acceptation du Soi, provoquant ainsi : douleurs, contractures, sentiment pesant, lourdeur tant physique que psychique, maladies à différents niveaux.
Lorsque l'on se retrouve avec ces marques (douleurs, contractures, mémoires), on se retrouve figé comme par un grand froid, recroquevillé, gelé. Il s'agit, là, de peurs : ces peurs créent une frilosité et empêchent d'avancer, de progresser. On a peur d'entreprendre, d'échouer et peut-être même, de réussir. Actuellement, la tendance veut que l'on inquiète les gens pour les faire douter. Tant que la personne ne se sera pas ''réchauffé'' par cette Volonté de Vouloir Vraiment, par la croyance en soi, le passage à l'acte ne sera pas d'actualité.
Les peurs peuvent également être liées à l'enfance. Il faut alors regarder et voir ce qui a pu déclencher ces craintes. Mais, inutile d'en vouloir sans cesse aux parents. Tout enfant peut reprocher à ses parents de l'avoir mal éduqué, mais cette attitude trahit une fuite, une recherche de facilité : on ne veut pas aller au fond de soi ; rejeter les fautes sur les autres est plus simple.
Cette fuite, on la retrouve lorsque l'on parle de suicide, forme, parfois, de chantage affectif, de perte ou de recherche d'identité... Peu importe, toujours est-il que la personne qui fait une tentative de suicide, appelle au secours ; elle ne se reconnaît plus, car elle n'a vécu que dans l'apparence et dans la non-reconnaissance d'elle-même.
La personne qui tente de mettre fin à ses jours est tombée dans un trou noir. Il est possible qu'au dernier moment, elle ait la chance de prendre conscience que cet état est dû à une

disparition brutale de cette image qui la guidait jusque là. Elle pourra alors réagir et retrouver sa véritable identité, renaître. Elle peut également choisir de disparaître ou de s'ignorer avec, comme risque, celui de n'exister qu'à travers différents traitements qui ne sont rien d'autres que des camisoles chimiques...

Sommes-nous alors responsables de l'acte d'autrui ?

Tout individu est libre de faire ses choix. Mais, il ne faut tout de même pas sombrer dans l'ignorance de l'autre car, l'autre, c'est toujours nous. Savoir écouter et entendre quelqu'un dans la détresse peut le sauver mais il sera essentiel de ne pas tomber dans l'excès, vouloir pour lui. Nous deviendrions alors les béquilles dont il ne pourrait plus se passer. Il faut rester dans la juste mesure : celle de la présence dans la simplicité, qui nous permettra de donner et de recevoir le plus simplement du monde.

« Se faire du mauvais sang » est une expression significative : en effet, en Médecine Traditionnelle Chinoise, le SHEN, c'est à dire l'Esprit, vient se loger à la naissance dans le cœur avant d'être véhiculé par celui-ci grâce au sang.
Lorsque l'on se fait du mauvais sang (des soucis), SHEN se retrouve donc dans tout le corps, modifiant et abaissant la qualité du sang qui deviendra incapable de distribuer une bonne Energie. C'est ainsi qu'apparaîtront des troubles dus à une atteinte de notre système immunitaire. Ce « mauvais sang » sera à l'origine d'une dysharmonie dans l'organe ou l'entrailles le plus vulnérable (foie, vésicule biliaire, estomac, reins, etc.).
Il faut aussi savoir que, lorsque notre cerveau perçoit et reçoit des informations subtiles agréables, elles se diffusent dans tout l'encéphale, stimulant l'hypothalamus et l'hypophyse ainsi que

la sécrétion d'endorphines, véritables « substances du bonheur ». Lorsqu'une personne est malheureuse, ces précieuses hormones antalgiques n'alimentent plus notre corps le laissant vulnérable et accessible à toute douleur.

Pleurer est bénéfique pour extraire une peine, une douleur, à condition que ce ne soit ni sur nous, ni sur les autres. L'altruisme est utile, pas la pitié.
C'est pourquoi il est important de travailler sur le détachement, afin de ne pas se laisser ''vider'' par une émotion. Se « détacher » ne signifie pas fuir ou ignorer, mais savoir regarder, voir les choses de la vie comme si nous étions le metteur en scène de notre propre vie et non l'acteur principal.
Prenons l'exemple de la colère : c'est une passion qui fatigue car crier, revendiquer, ressasser, est épuisant.
Imaginons une colère exprimée contre un enfant : une fois celle-ci évacuée, on sera épuisé, vidé de toute notre Energie. Or, si l'on marque notre désapprobation sans emportement, on obtient exactement le même résultat, mais avec une conservation totale de notre Energie. Il ne s'agit nullement de jouer la comédie au sens propre, mais de se regarder faire les choses, de s'observer, de voir sans s'impliquer dans des émotions ou des sentiments inutilement épuisants.
Les pleurs sont une soupape de décompression qui permet d'évacuer ce « trop plein » - en Médecine Traditionnelle Chinoise, on parle d'excès d'eau dans les Poumons lié à une profonde tristesse. Si l'on veut analyser cette attitude, il faut rechercher la cause de ces larmes dans l'événement ou l'émotion auquel elles sont liées, et ce, en toute objectivité car elles sont, bien souvent, le fruit d'un orgueil blessé…

Ces éclaircissements permettront, du moins peut-on l'espérer, de mieux comprendre comment nous fonctionnons. En effet, comprendre les mécanismes et les causes d'une douleur (qu'elle soit physique ou psychique), permet d'enrayer le mal beaucoup plus rapidement. La vie ne doit pas être un fardeau, ni même un combat. Nous devons avancer sur un chemin que nous avons choisi. L'absence de douleur ne peut être réelle qu'au travers d'une compréhension objective de soi et des autres.

Alors, se plaindre : pourquoi ?

Que se passerait-il s'il n'y avait plus de malades ? Et si nous n'étions plus malade ? Qui s'occuperait de MOI ?

Pour être bien dans sa vie et pouvoir ''VIVRE'' de tout son corps, il suffit d'être SOI. Gardons notre Energie pour profiter, avec conscience, de tous les évènements heureux ou simplement sereins qui jalonnent notre chemin...

GLOSSAIRE

QI : le QI englobe : le Yin et le Yang
Le LI : externe
Le Jing : essence
Le King : la forme
Le Zhi : la matière
Le Xue : le sang

Yin : tout ce qui est féminin, subtil comme : la lune, la Terre, l'inertie, l'intuition, l'eau, le froid etc.…
Yang : tout ce qui est masculin, le matériel, la chaleur, le soleil, le feu, le mouvement etc.…
Shen : le non manifesté dans le manifesté, l'âme, l'esprit dont le logis est le cœur.
Houn : le passage de la mort à la vie, la naissance.
Pro : le passage de la vie à la mort, c'est le moment de concentrer son énergie, c'est le terme d u cycle.
YI : la Terre, le lieu de vie, de fertilité, de transformation là d'où tout vient et où tout retourne.
Tche : les racines, le plus profond de nous, là ou germe la graine, la force et la volonté de créativité.
Moxibustion : la moxibustion est une des techniques permettant de stimuler ou de disperser l'énergie dans le corps. Elle se pratique à l'aide d'un bâton d'armoise, avec lequel certains points d'acupuncture seront chauffés.

Ouvrages de références :

University of Beijing
Acupunture de Jean-Marc Kespy
Acupuinture Chinoise de George Soulié de Morant
Traité d'Acupunture médicale J.C Darras
Traditional Chinese Diagnostics Wu Xiufen
Basic Theory of Traditional Chinese Medecine Chai Kefu
People Medical Publishing House
The Principles of Acupotomology

Comité de relecture dirigé par Karine RAFFIN.

	BOIS	FEU	TERRE	METAL	EAU
ORGANES (ZANG)	FOIE	COEUR	RATE	POUMONS	REINS
ENTRAILLES (FOU)	VÉSICULE	INTE-GRÊLE	ESTOMAC	GROS-INTESTIN	VESSIE
COUCHES	MUSCLES	VAISSEAUX	CHAIR	PEAU-POILS	OS-CHEVEUX
LES 5 SENS	YEUX	LANGUE	BOUCHE	NEZ	OREILLES
SAVEURS	AIGRE-ACIDE	AMER	SUCRE	PIQUANT	SALE
PROGRESSION	NAISSANCE	CROISSANCE	TRANSFORMATION	DÉCLIN	MORT
SAISON	PRINTEMPS	ÉTÉ	ÉTÉ-INDIEN(fin des saisons)	AUTOMNE	HIVER
COULEURS	VERT	ROUGE	JAUNE	BLANC	NOIR
CLIMAT	VENT	CHALEUR	HUMIDITÉ	SÉCHERESSE	FROID
OEIL	IRIS	CANTUS	PAUPIÈRE	BLANC	PUPILLE
OREILLE	OURLET	CONQUE	CONDUIT	ATTACHE	LOBE
LANGUE	COTE GAUCHE	POINTE	MILIEU	COTE DROIT	RACINE
PASSIONS	JALOUSIE	INCONSCIENCE	OBSESSION	MÉCHANCETÉ	MÉFIANCE
VERTUS	BONTÉ	SÉRIEUX	HONNÊTE	ÉQUITÉ	SAGESSE
RÉACTIONS	COLÈRE	PLAISIR	RÉFLEXION	CHAGRIN	PEUR
ESPRIT	IMAGINATION	CRÉATIVITÉ	CONTEMPLATION	INTUITION	PRUDENCE
PLAISIRS	ART	SORTIE	ALIMENT	AMIS	SEXUALITÉ
SENS	VUE	TOUCHER	GOÛT	ODORAT	OUÏE
ATTITUDES	AUDACE	CONVENANCE	ORGANISATION	CIRCONSPECTION	ASTUCIEUX
EVOLUTION	NAISSANCE	CROISSANCE	MATURITÉ	DÉCLIN	MORT
MOUVEMENTS	COURBER	MONTER	DÉVELOPPER	MODIFIER	DESCENDRE
COMPORTEMENTS	CONTRACTION	AGITATION	ERUCTATION	TOUX	TREMBLEMENT
	MOUVEMENT	CIRCULATION	DISTRIBUTION	RAMASSAGE	RÉSERVE
	EXTRAVERTI	EXPANSIF	TRANSFORME	INTROVERTI	REPLI
SENTIMENTS	COLÈRE	JOIE	SOUCIS	TRISTESSE	PEUR
SENTIMENTS QUI BLESSENT LES ORGANES	IRRITATION	CHAGRIN	OBSESSION	REGRETS	PEUR
LES 5 ESPRITS	ROUN	SHEN	I	PRO	TCHE
ETATS	VÉGÉTATIF	MENTAL	PENSÉE	ELAN	VOLONTÉ
LIQUIDES	LARMES	SUEUR	BAVE	URINE	SALIVE
VERBE	PLAINTES	PARLE BEAUCOUP	FREDONNE	PLEURE	LAMENTATION
CARACTÈRES +	CONSEILLEUR	AMUSEUR	ORGANISATEUR	GÉNÉREUX	REPOSANT
CARACTÈRE -	VINDICATIF	ENVAHISSANT	CASSE-PIED	RÂLEUR	MORALISATEUR
SPÉCIALISATIONS	TISANES	MOXAS	DIÉTÉTIQUE	AIGUILLES	HYDROTHÉRAPIE
PT-CARDINAUX	EST	SUD	CENTRE	OUEST	NORD
PLANÈTES	JUPITER	MARS	SATURNE	VENUS	MERCURE
NOTES	LA	DO	FA	SOL	RE
SONS	U	A	O	I	E
BIORYTHMES	1-3	11-13	9-11	3-5	17-19
MOIS	21 mars au 21 juin	21 juin au 21 septembre	intersaison de 18 jours	21 septembre au 21 décembre	21 décembre au 21 mars

5 ELEMENTS

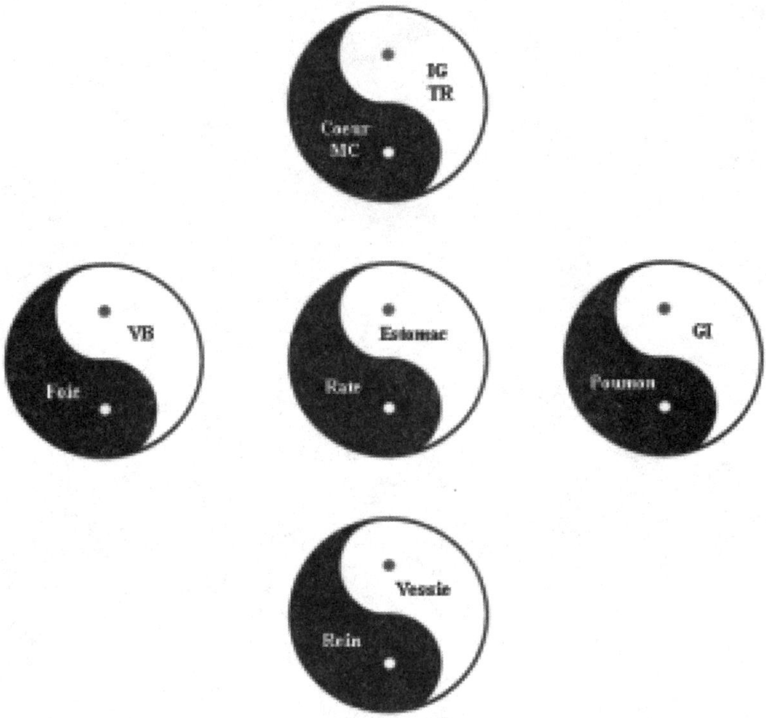

5 ELEMENTS

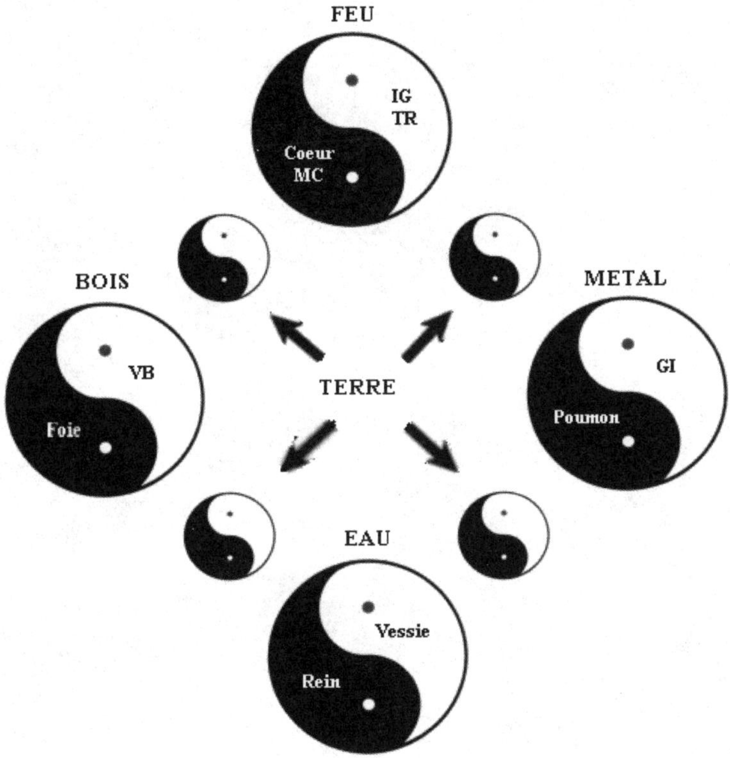
FEU
IG
TR
Coeur
MC
BOIS
VB
Foie
METAL
GI
Poumon
TERRE
EAU
Vessie
Rein

LES CINQ ESPRITS

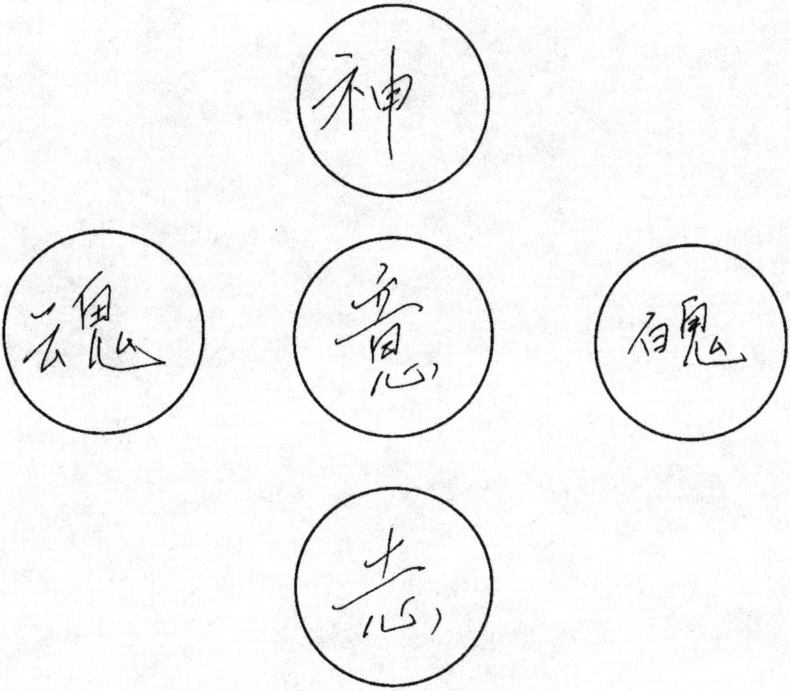

BIORYTHMES

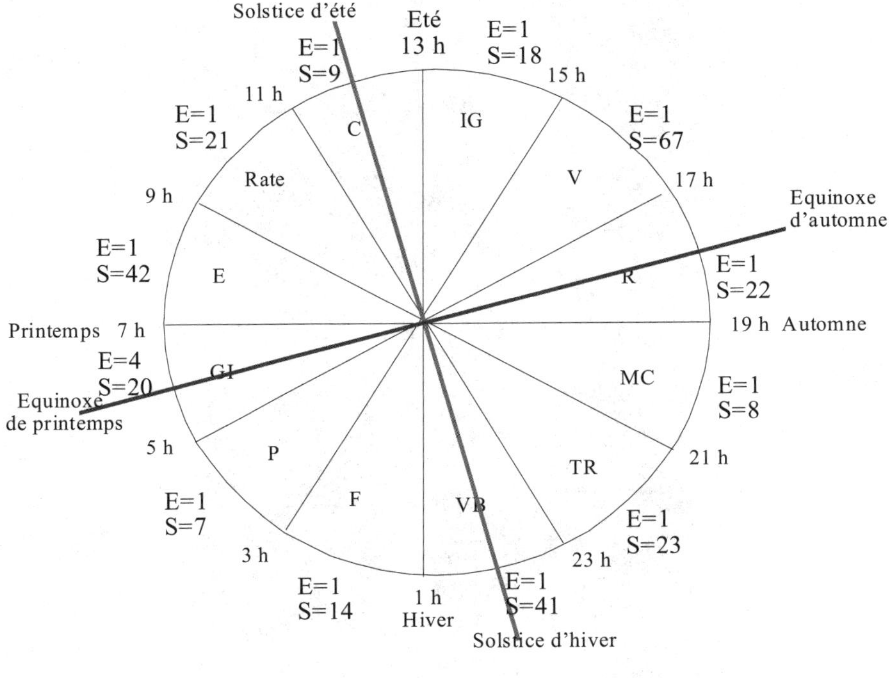
Solstice d'été
Eté
13 h
E=1
S=18
15 h
E=1
S=9
11 h
E=1
S=21
C
IG
E=1
S=67
Rate
V
17 h
9 h
Equinoxe
d'automne
E=1
S=42
E
R
E=1
S=22
Printemps 7 h
19 h Automne
E=4
S=20
GI
MC
E=1
S=8
Equinoxe
de printemps
5 h
P
TR
21 h
E=1
S=7
F
VB
E=1
S=23
3 h
23 h
E=1
S=14
1 h
Hiver
E=1
S=41
Solstice d'hiver

L'Homme dans le ventre

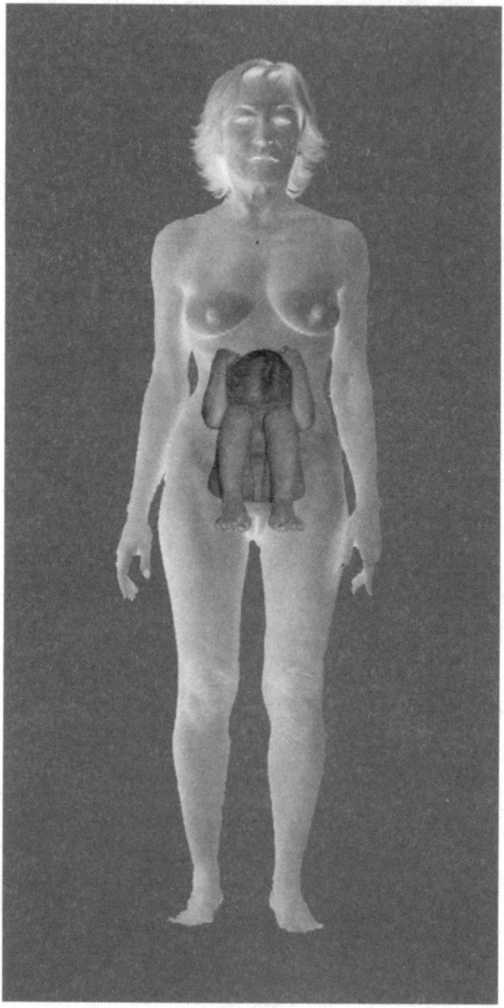

L'Homme dans le ventre est une technique mise au point par Guy MONJO, elle permet de traiter toutes sortes de douleurs. L'apprentissage de cette technique innovante se fait à l'Ecole SHEN.